see your way to mindfulness
Ideas and Inspiration to Open Your I

見るマインドフルネス

人生を変える
26のエクササイズ

デヴィッド・シラー
DAVID SCHILLER

内田 若希 〈訳〉

一冊の本で、人生は変わる。変えられる。
Mirai*Kanai

see your way to mindfulness
Ideas and Inspiration to Open Your I

by DAVID SCHILLER

Copyright © 2016 by David Schiller
Japanese translation rights arranged with
Workman Publishing Company, Inc.
through Japan UNI Agency, Inc.

For B.B.

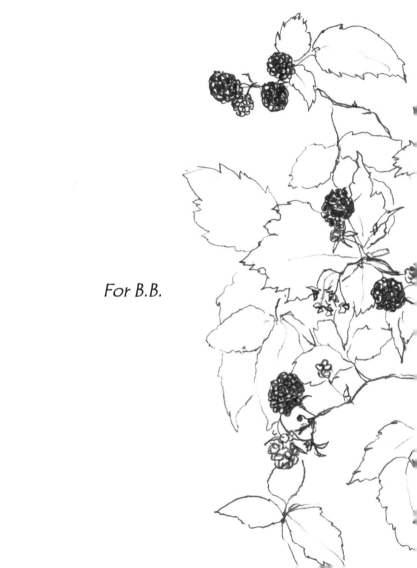

はじめに

　静かに呼吸を整えて心の静寂を保ち、「今、この瞬間」を感じることだけに意識を傾けていく―これは、一般的に知られている瞑想のやり方です。でも、次から次に浮かんでくる雑念によって心が乱されてしまい、なかなか集中した状態を保てないものです。

　ですから、もしみなさんが瞑想をやったことがあるなら、途中で挫折してしまったこともあるかもしれませんね。でも、気にする必要はありません。現代社会で生きる私たちにとって「今、ここ」に意識を集中することは、とても難しいように思うのです。私たち人間の文化は、自分たちの利益を追求するあまり、自然を支配し、破壊してきました。そして今、私たちの生活は、テレビや映画、音楽、ゲーム、インターネット、ソーシャルメディアなどのような娯楽であふれかえっています。

　スマートフォンは、現代社会の象徴と言っても過言ではないでしょう。みなさんは、スマートフォンのない生活なんて、もはや考えられないのではないでしょうか。とても便利で、生活に欠かせないものですよね。暇つぶしをしたり、道に迷った時に調べたり、寂しい時には誰かに連絡をしたり。気になることがあれば、検索してすぐに答えを見つけることだってできます。でも、スマートフォンに熱中するあま

り、いつの間にか私たちは、現実世界の「今、この瞬間」に意識を向けなくなっているのではないでしょうか。

　たしかに、スマートフォンがあれば、何も困ることはないかもしれません。でも、外食した際に、周囲を見渡してみてほしいのです。席についているほとんどの人が、メールをチェックしているのではないでしょうか。もしくは、コンサートに行った時、観客の多くがスマートフォンでメッセージを打っていたり、写真を撮ったりしている光景を見かけたことがありませんか。旅行にでかければ、友だちがスナップチャットをしていることだってあります。私たちは、その瞬間にしかできない経験を「ありのままに経験する」のではなく、経験をただ記録しているにすぎないのです。もしかしたら、経験そのものには興味がないのかもしれないし、その経験を他者と共有することを楽しんでいるのかもしれません。いずれにせよ、「ありのままに経験する」以外の何かに熱中しすぎていると思うのです（スマートフォンの使い方をとやかく言うつもりはありません。そもそも、この本のすべての写真は、iPhone で撮影しているのですから）。

　遥か昔、一休和尚という風変わりな僧侶がいました。ある日、一人の男が一休和尚にこう問いかけました。「和尚、『偉大なる英知』とは何でしょうか」と。一休和尚は、「注意」とだけ書きました。男はまったく理解できず、同じ質問をもう一度繰り返しました。でも、一休和

尚は再び「注意」とだけ書いたのです。再び同じ答えが続いたことに男は憤慨し、イライラして「それで、『注意』とはどのような意味なのですか？」と言いました。「注意は注意ですよ」…一休和尚は静かに返事をしました。一休和尚が伝えたかったことは、この上なくシンプルなことなのです。対象物に注意を払うこと、つまり「見る」ことこそが、生きている意味なのです。目をしっかりと開きましょう。あなたの目の前に広がる現実の世界こそが、あなたが生きている場所なのですから。

　この本では、マインドフルネスと呼ばれる「今、ここ」への気づきを取り戻すために、意識的に見るためのエクササイズを紹介していきます。ありのままの世界を見つめる方法を、この本を通して今一度、学び直してみませんか。瞑想では、落ち着いて座り、際限なくあふれてくる雑念を取り除くように努め、そして自分の目の前にあるものにただ心を集中させていきます。誤解を恐れずに言えば、見ることは、この瞑想と似ていると思うのです。瞑想のやり方を学ぶ必要があるのと同様に、見る方法もいくぶん学ぶ必要があるのです。

　毎日のように、私たちは何かに目を向けたり、観察したりしています。でも、普段はとくに意識せずに、何気なく見ているのではないでしょうか。そうではなくて、意識的に「見て感じる」ことが大切なのです。私たちは今、撮影機器の発達によって、たくさんの美しい写真

や映像を簡単に見ることができるようになり、世界―とりわけ自然―を自分の目で意識的に見ることが少なくなってきました。このため、私たちの見て感じる能力は、残念ながら失われつつあるようです。そして、私たち人間と自然との結びつきは、ますます希薄になってしまいました。でも、もしみなさんがちょっとだけ足を止めて、樹々や花々、長く伸びる海岸線を自分の目で見て感じるならば、それらの自然の世界から多くのことを学ぶことができるでしょう。

　見ることを通して、「今、ここ」にいることへの気づきに満ちた、穏やかな心を感じ取ってほしいのです。この本では、僧侶や芸術家、哲学者たちの言葉から、見ることの重要性に触れているものを引用しています。そして、みなさんが、見ることの楽しさを再発見し、自分の目で世界を感じることを勇気づけるためのエクササイズも散りばめました。これらのエクササイズは、誰でも簡単に取りくめるように工夫してありますので、子どものころの気持ちに立ち戻って、ぜひ楽しんでみてください。きっと、みなさんの目に映る世界の彩りが変わっていきます。ありふれた日常の中に存在する奇跡を、心から楽しんでください。そして、世界の素晴らしさを再発見してみませんか。

まずは…
道なき道を行ってみよう。

―ゴールウェイ・キネル（詩人）

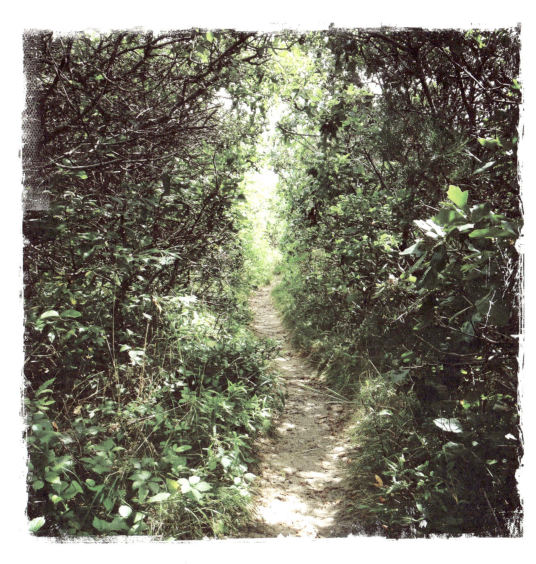

エクササイズ 1

自然の中で
ただ静かに座ってみる

作家のヘンリー・デイヴィッド・ソローは、集中力がとても優れていて、同じ場所にじっと座っていることが得意でした。彼はただ座って、8時間にわたるアリ同士の戦いを観察することが好きでした。また、池のほとりに毎朝座っては、頭上に太陽が昇っていくのをただじっと眺めていました。同じように、猟師や漁師も、森や川で場所を定めると、自然の風景の中に溶け込み、獲物が現れるまでただ長い時間じっと待っています。観察力を研ぎ澄ましながら。

　みなさんも、ぜひやってみてください。森や公園、もしくはソローのように池のほとりで、ただ静かに座ってみましょう。自然の風景の一部に溶け込むまで、座り続けてみてください。鳥やリス、はたまたカエルのような、なんらかの野生動物が、あなたの周りに常に存在していることに気がつくでしょう。あなたの肩に、鳥が舞い降りてくることはないかもしれません。でも、蝶々くらいなら、とまってくれるかもしれませんよ。さあ、見てみましょう。そして、耳を傾けてみましょう。あなたの知らなかった世界が、どのようなものであるのか。

→

エクササイズ 1 / 自然の中でただ静かに座ってみる

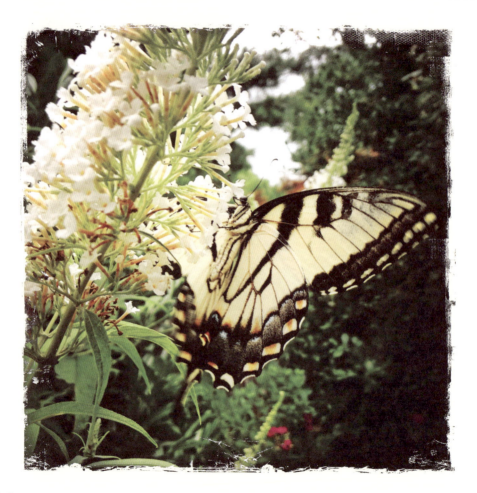

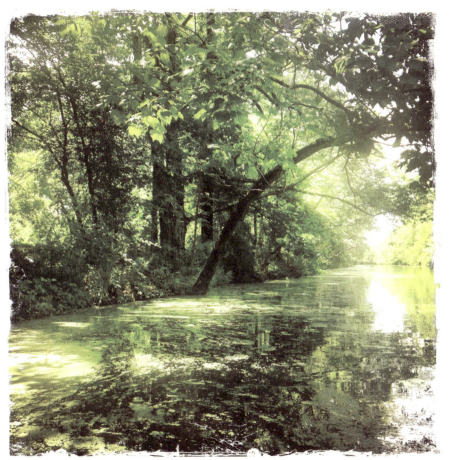

ただ座って川の流れを見つめていると、世界がゆっくりと動いていることに気がつく。

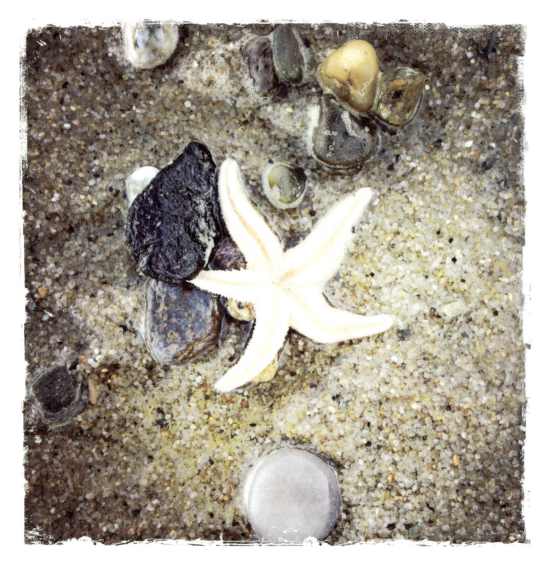

自然界のすべてのものは、不思議な何かを秘めている。

―アリストテレス（哲学者）

これこそが、あなたの生きる世界なのだ。この世は、大いなる喜びに満ちている…物事すべての偉大さを見よ。見よ。ためらわずに、ただ見よ。目を開けて、瞬きもせずに、見よ—はるか彼方まで。

—チョギャム・トゥルンパ（仏教学者）

私は、幼い頃に学んだことをしているだけよ。物事すべての中に潜む、ささやかな美しさに意識を向けているの——それは、私たちの務めのようなもの。愛すべきものに気がつき、私たちが世界とつながっていることを実感するために。

——シャロン・オールズ(詩人)

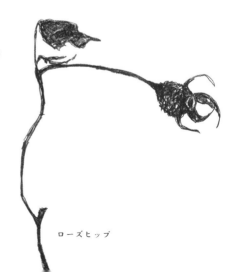

ローズヒップ

エクササイズ 2

変わりゆくものを探す
（p.s. 変化しないものなどない）

「今、この瞬間を大切に生きよう」―みなさんも、一度は言われたことがあると思います。でも、私たちは「今、この瞬間」に注意を向けることなど、ほとんどないのではないでしょうか。通りを歩いていても、車を運転していても、目に映る風景はいつも同じだと考えていませんか。昨日も、そして明日も、代わり映えしないと思っていませんか。

　それでは、「今、この瞬間」とはいったい何でしょうか？明日には、今と形を変えてしまうものを探してみましょう。光の陰影、たった今見た夢で感じた気持ち、朝靄をかき消す緩やかな風。それらは、まさに「今、この瞬間」のものなのです。ギリシャの哲学者・ヘラクレイトスの言葉を借りるなら、『同じ川に二度入ることはできない（世界は絶えず変化し続けているという万物流転の思想)』のです。すべてのものは、一瞬で変わってしまうのです。この世に存在するすべてのものは、変わりゆくのです。「今、この瞬間」のかけがえのなさを、大切にしてみませんか。

→

エクササイズ 2 / 変わりゆくものを探す（p.s. 変化しないものなどない）

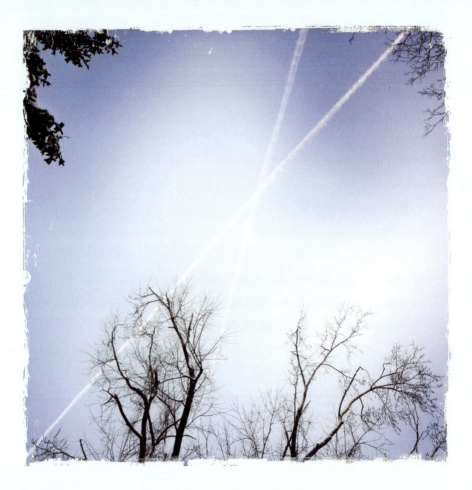

17 / 18

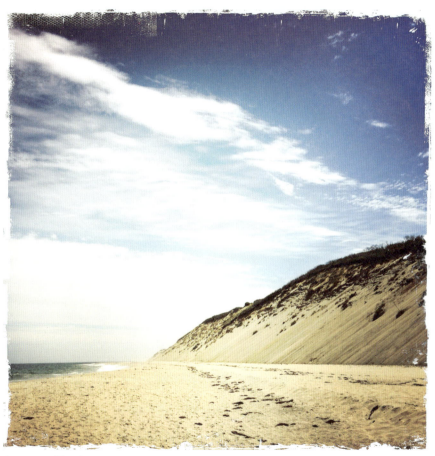

あっという間に変わりゆくものもあるし、何年、何世紀と時間をかけてゆっくりと移ろうものもある。

何かに心を傾ける瞬間、たとえそれが草の葉であっても、神秘的で、荘厳で、言葉では言い表せないほど壮大な世界が広がるのだ。

—ヘンリー・ミラー（小説家）

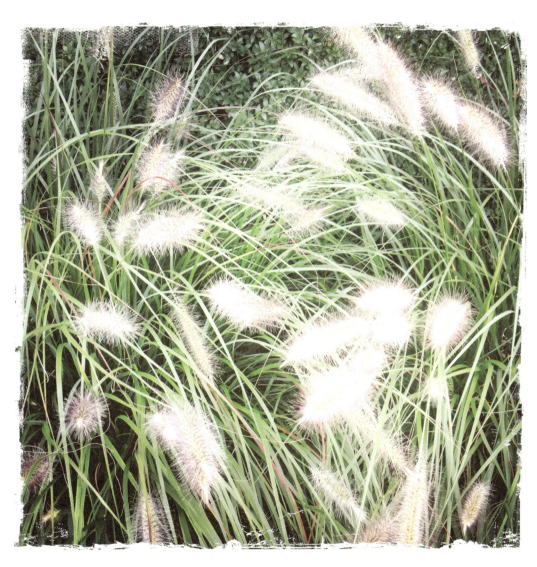

考えるな、見よ。

——ルートヴィヒ・ウィトゲンシュタイン
　　　　　　　（哲学者）

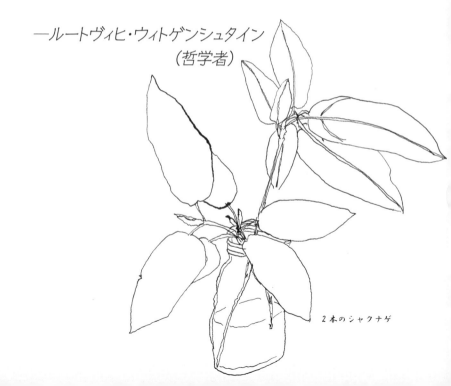

2本のシャクナゲ

あるがままの物事の中に、私たちが用いている言葉では言い表せない、多くの英知が潜んでいる。

―アントワーヌ・ド・サン＝テグジュペリ（作家）

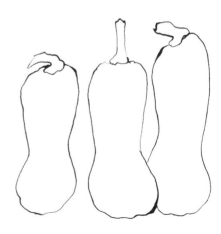

ニホンカボチャ

エクササイズ 3

見上げる

樹木の下に立って、見上げてみましょう。四季折々の景色に、心を惹かれる瞬間がきっとありますよ。木々に葉が生い茂っている季節は、光のきらめきや陰影がとても美しいことでしょう。とりわけ秋になれば、その色彩に見惚れずにはいられません。ぜひ、写真も撮ってみてください。それらの写真には、きっと癒しのエネルギーが溢れています。

　冬になると、また違った良さがあります。葉が落ちて、それぞれの樹々の構造（骨格）があらわになり、より注意深く見ることができるようになります。まだ落ちていない果実。最後まで枝に残っている葉っぱ。蜂やリス、鳥たちが、今はもう使っていない巣の残骸。今まで目に入っていなかった様々なことに、あなたは気がつくことができるでしょう。

→

エクササイズ3 / 見上げる

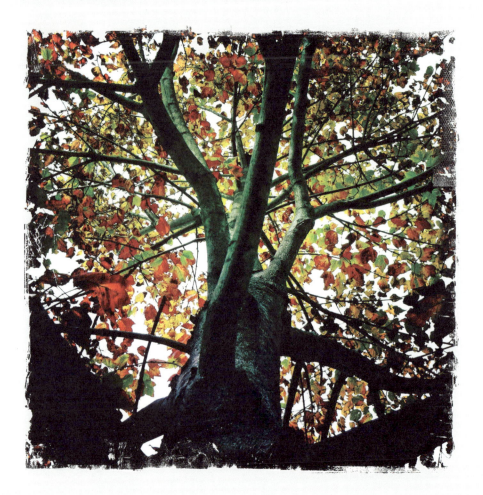

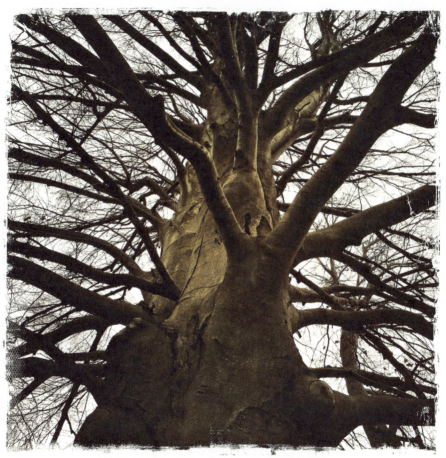

季節の移り変わりで時間の経過を感じ、その移ろいの中にある安らぎに気づく。

この世に存在する真の神秘とは、目で見ることのできるものであり、目に見えないものではないのだ。

―オスカー・ワイルド（詩人）

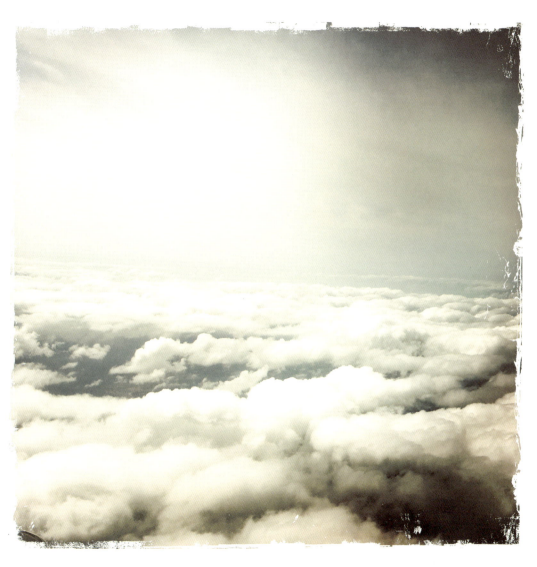

世界中を旅したとしても、何も知り得てはいないのだ。何かを深く理解するためには、多くの物事を見ることではなく、目に映るものを真摯に見つめることが必要なのだ。

—ジョルジョ・モランディ(画家)

しっかりと見開かれた目は、何かに心を惹かれている目である。

―フレデリック・フランク
　　　　　（画家）

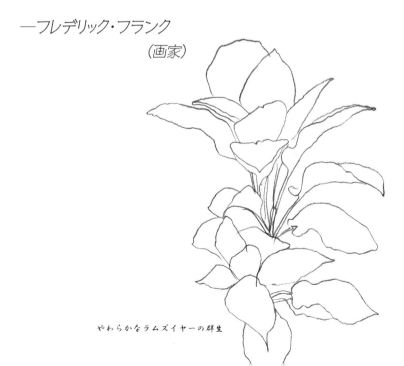

やわらかなラムズイヤーの群生

エクササイズ 4

不完全であることを味わう

『なんの欠点もなしに、この上のない美しさなど存在しないのだ』—これは、小説家のエドガー・アラン・ポーの言葉です。私たちは、見た目の完全な美しさを追い求め、形の良さや好感のもてる美しさを重視してしまいがちです。花々、果実、人間の顔などのすべてにおいて、見た目の美しさばかりを気にして不完全さを取り除くことに心を砕き、あるがままの姿を大切にしようとしません。でも、不完全なものの中にこそ、美しさは潜んでいるのです。

スーパーマーケットで売られているトマトを思い浮かべてみてください。スーパーマーケットのトマトは、どれも形がそろっていて、見た目がきれいなものばかりですよね。でもだからといって、味がおいしいとは限りません。むしろ、おいしくないことの方が多いのではないでしょうか。その見た目の美しさとは大違いです。今度、地域の直売所に行ってみませんか。見た目が良いとは言えないものも、たくさん売られていると思います。でもそこで、「美しいものが良い」という考えを捨てて買い物をしてみてください。完全さの追求をやめて、物事を見つめてみましょう。そして、日本古来の美意識である侘び寂びに通じる、不完全さの中にある本質的な美しさを味わってみませんか。

→

エクササイズ4 / 不完全であることを味わう

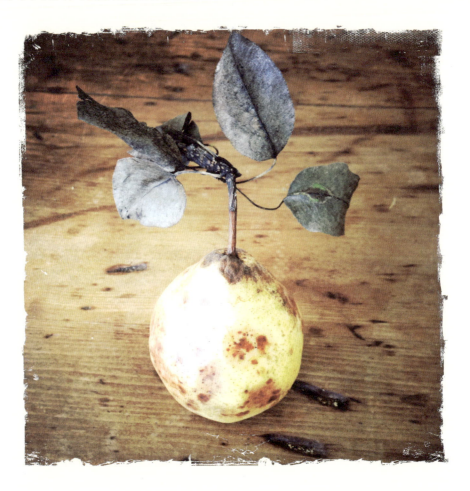

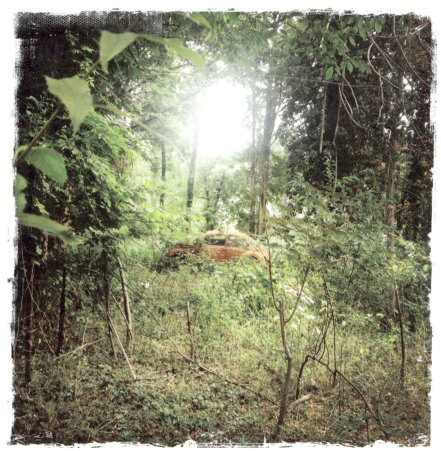

世界は、不完全なもので満ちている。不完全さを愉しもう。

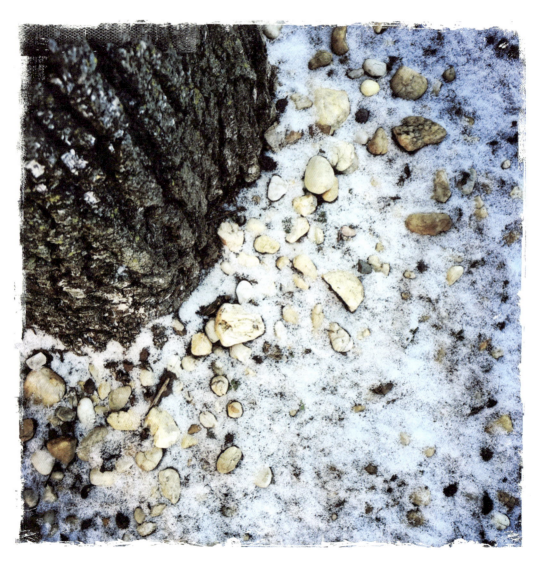

普通ならば退屈に思える些細な物事に対しても、いつでもワクワクしようじゃないか。

—アンディ・ウォーホル（画家）

哲学者のラルフ・ワルド・エマーソンはかつて言った。『もし、星々を数千年に一度しか見ることができないなら、人はどうするだろうか』と。その夜、人々は、間違いなく眠らずに星を見ることだろう。そして一晩中、世界は神秘的な空気に包まれるだろう。人々は熱狂し、夢中になり、舞い上がることだろう。

　しかし毎晩、星を見ることができるのなら、人々はただ、テレビを見るだけなのだ。

—ポール・ホーケン（環境保護論者）

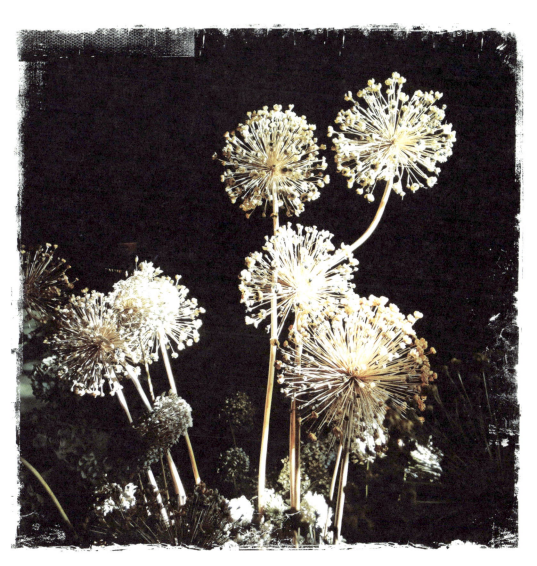

エクササイズ 5

見ているものを描き出す

初心者向けのデッサンの方法に、ブラインド・コントゥール・ドローイングというやり方があります。この方法は、自分が想像もしていなかった作品を創り出すことがあります。このエクササイズは、20分程度でできますし、特別なものを準備する必要もありません。鉛筆と大きめの白紙を用意するだけで、誰でも取り組むことができます。

　では、やってみましょう。まず、片手で鉛筆を持ち、もう片方の手で握りこぶしを作ってください。握りこぶしの代わりに、なにか面白い形のものを用意しても良いですよ。その形を観察して、描写していきます。慌てずにゆっくりと、見ているものを描き出していってください。手の細部にわたるまで、しっかりと見ていきましょう。でも、描いている最中は、スケッチブックそのものを見てはいけません。手のシワの細かな部分まで目で追いかけながら、まるで心電図やウソ発見器の針が動くように、鉛筆で記録していくのです。すべての指関節の輪郭や手のシワを、目で追っていってください。そして、手の隅々まで観察し終えたと思えたら、自分の描いたスケッチを見てみましょう。その少し曲りくねった線の数々は、きっと躍動感にあふれていることでしょう。

→

エクササイズ5 / 見ているものを描き出す

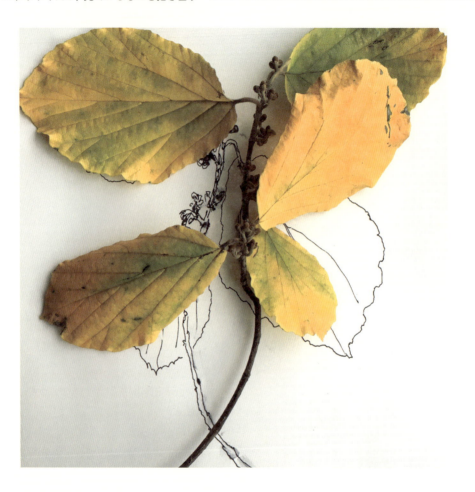

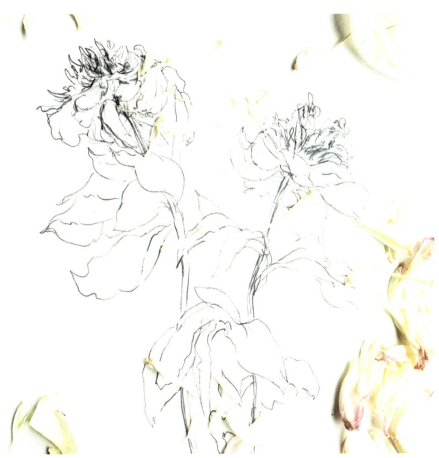

葉の曲線や茎の反り方、花びらの輪郭を目で追いかける。今まで気づかなかったことが見えてくるだろう。

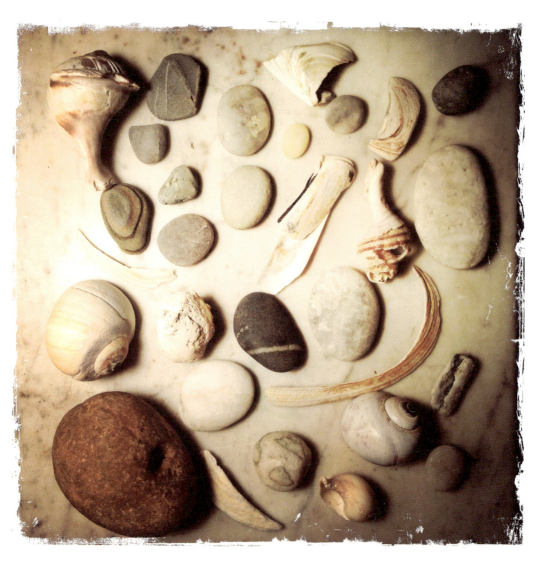

人々がなぜ世界に尊敬の念を抱くのか、その理由が私にはいま分かっている。世界は話す。世界は私たちに、何よりも大切なことを話しかけてくる。世界は私たちにとって、唯一無二の友人なのだ。

—ウィリアム・スタフォード（詩人）

絵を描けば描くほど、よりたくさん見るようになり、そしてどこにいても見るようになる...

—デイヴィッド・ホックニー(画家)

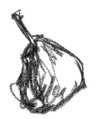 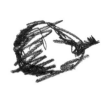 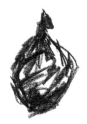

4個の紫色のイチジク

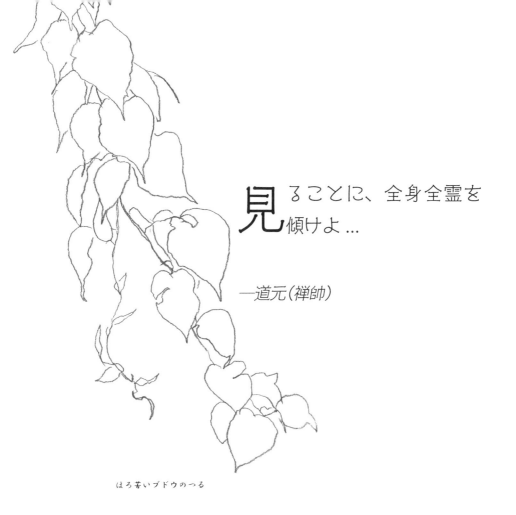

見ることに、全身全霊を傾けよ...

—道元(禅師)

ほろ苦いブドウのつる

エクササイズ 6

至近距離で観察する

新鮮なイチゴの種。葉脈。触角をこすりあわせているハエ。木の樹皮。車の窓に舞い降りる雪の結晶。手のひらからこぼれ落ちるキラキラと光る幾粒もの砂粒。それらに顔を近づけて、観察してみてください。そこに存在する世界を、見て感じてみませんか？

→

エクササイズ6／至近距離で観察する

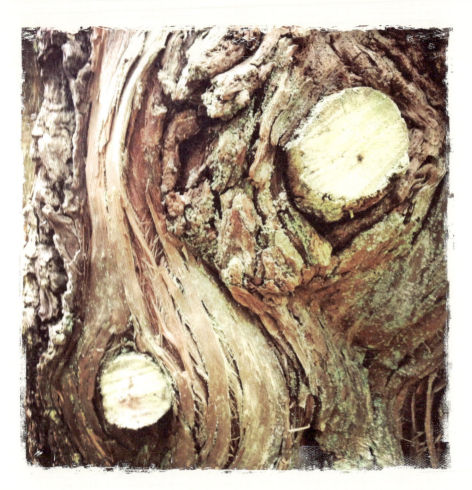

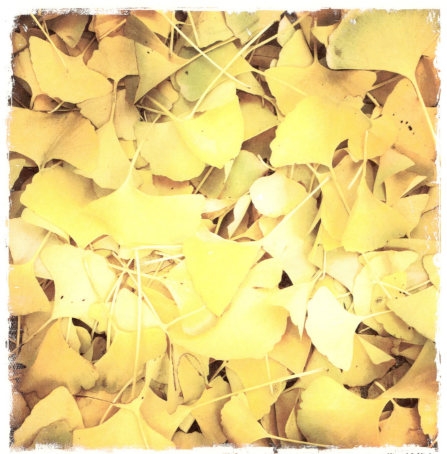

至近距離で見てみよう。陰と陽を織り成す樹皮や枝の切り口を。趣深いイチョウの葉の絨毯を。

神の存在を感じるのはいつだろうか。この上なく美しいものを見た時や、息を飲むような驚くべき出来事、畏怖の念を感じるような奇跡が起きた時だろうか?

『道(タオ:あるがままに自然に生きる「無為自然」の思想)』は、そのような中には存在していない。もし、あなたに『道』を守って生きる意思があるならば、いつどこであっても、日常にありふれた物事の中にさえ、『道』を見出すだろう。

―老子(哲学者)

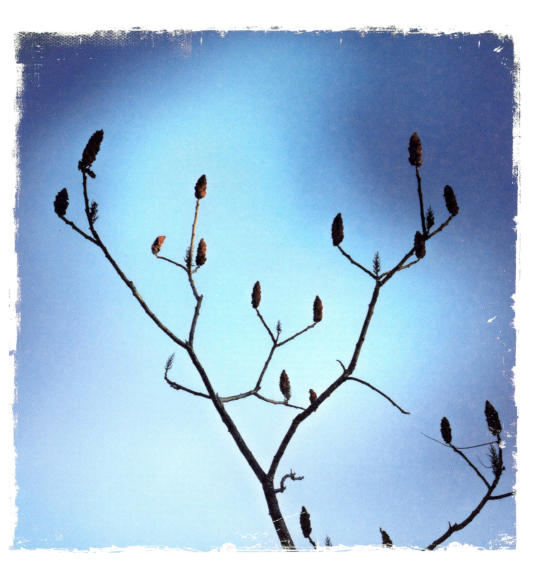

庭を見て、ただ美しいと感じるだけでは、なんともったいないことだろう。草木の陰に隠れている妖精たちの存在を信じてこそ、その庭の本当の美しさに触れることができるのだ。

—ダグラス・アダムス（脚本家）

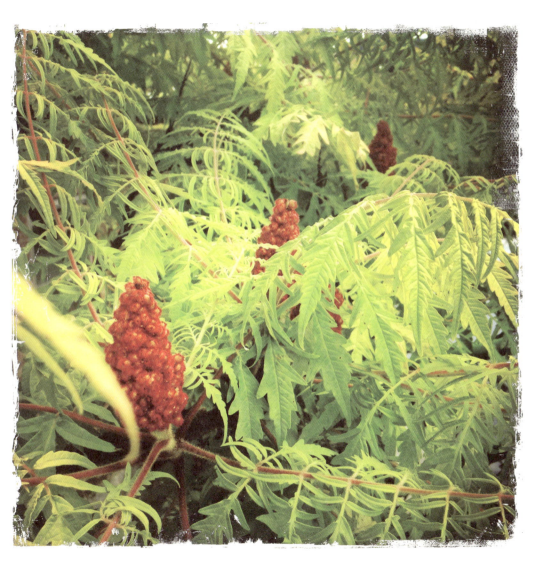

エクササイズ 7

徒歩5分の道のりを
30分かけて散歩する

街中を見ていると、速いペースであくせくと歩いている人が本当に多いことに気がつきます。歩くスピードが早ければ、そのぶん目的地にも早く到着できますし、効率が良いと言えるかもしれません。また、ときには気忙しさから、せかせかと歩いていることもあるでしょう。人によっては、徒歩での移動時間を、トレーニングの時間に充てているかもしれません。だからこそ、逆に「ゆっくり」歩くことを、いつでも心にとめておいてほしいのです。仏教には経行（きんひん）と呼ばれる、心身を整えるための方法があります。経行では、心と身体を穏やかにするために、一定の場所をただ静かに「ゆっくり」と歩いていくのです。この経行のように、散歩を瞑想する時間として位置づけてみませんか。

　では、どのくらい「ゆっくり」歩けば良いのでしょうか。実は、あまり難しく考える必要はないのです。みなさん自身にとって「できるだけゆっくり」を、意識するだけで良いのです。なにより大事なことは、どこか目的地に到達するという目標を、完全に忘れてしまうことです。少し歩いたら立ち止まり、息を深く吸い込んで、そして周囲を見渡してみてください。目にとまった樹木の樹皮を観察してみましょう。都市部に住んでいるのであれば、店の窓に何が映っているのかを眺めても良いでしょう。最初は、うまくいかないかもしれません。でも、もし「急ぐ」という考えを手放すことができるようになれば、何か新しい発見がみなさんを待っていることでしょう。

→

エクササイズ 7 / 徒歩 5 分の道のりを 30 分かけて散歩する

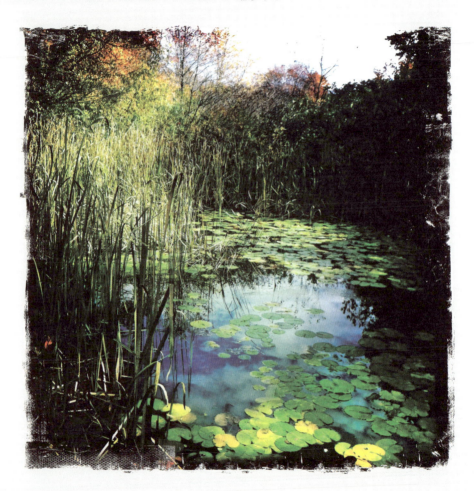

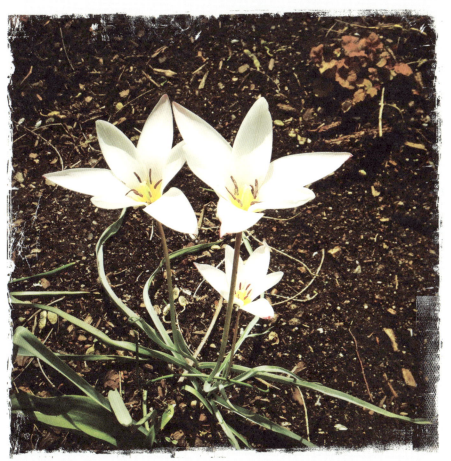

遠くまで探しに行ったり、近づいてじっくり見たりしてみよう。この贅沢な時間で、何を見つけるだろうか？

何かを見るとすぐに、そのことについて
理性で考え始めてはいないか。理性で
考えるやいなや、それはもはやあなたが見た
ものではなくなるのだ。

―鈴木俊隆（僧侶）

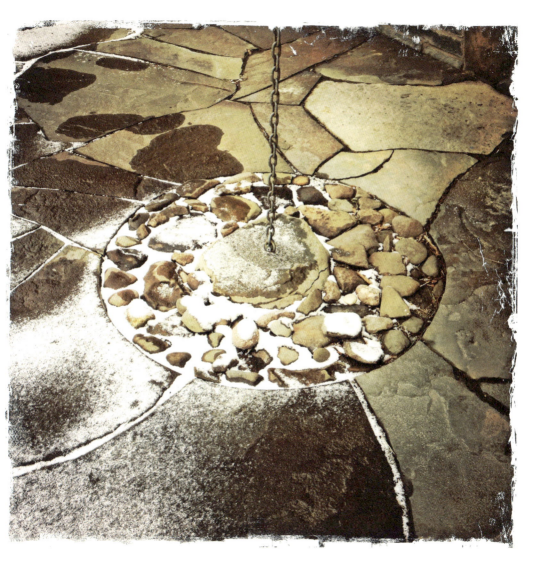

人生の意味とは何か?その答えは、いつだってシンプルだった。何年もかけて、その答えに徐々に近づいていくと考えられがちだけれど…。でもこれまでに、偉大な啓示など決してなかったはずよ。日常で奇跡など起きなかったけれど、その代わりに、不意に暗闇を照らし出してくれる灯りや、マッチの炎があったの…。

―ヴァージニア・ウルフ(小説家)

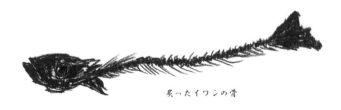

炙ったイワシの骨

もし、青空の眺めがあなたの心を喜びで満たすなら。もし、野原に生い茂る草の葉があなたを突き動かす力を秘めているなら。もし、ありふれた自然の何かが発するメッセージをあなたが理解するなら。どうぞそのことを喜んで。あなたの魂が、生きている証しなのだから。

―エレオノーラ・ドゥーゼ

（女優）

ドライフラワーにしたリョウブの花

エクササイズ 8

メモ帳を持ち歩く

小説家や新聞記者のように、文章を書くことを生業としている人たちは、メモ帳をいつも持ち歩いています。みなさんも、ポケットサイズのメモ帳をいつでもどこでも持ち歩いてみませんか。そして、見たものを記録してみてください。最初は、日付と天気などの簡単な記録から始めてみましょう。あるいは「午後2時15分」のように、見た時間を記録しても良いですね。あなたが見たものを書き留めることを、日々の日課にしてみませんか。

→

エクササイズ 8 / メモ帳を持ち歩く

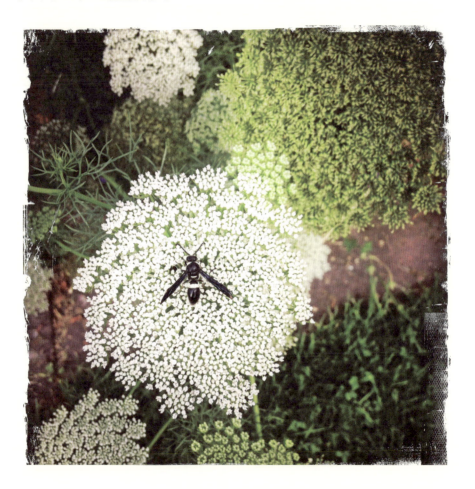

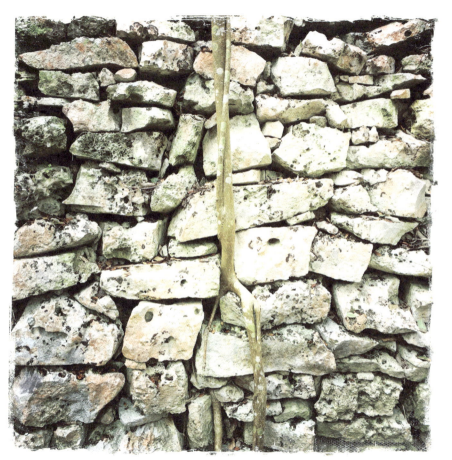

姿を現したものは何か？決して消え去らないものは何か？これらの変化にしっかりと注意を向けてみよう。さて、あなたは何に気がつくだろうか？

他の人々が何も感じない質素な場所の中に美しさを見出す者たちに、神の祝福は訪れる。

—カミーユ・ピサロ（画家）

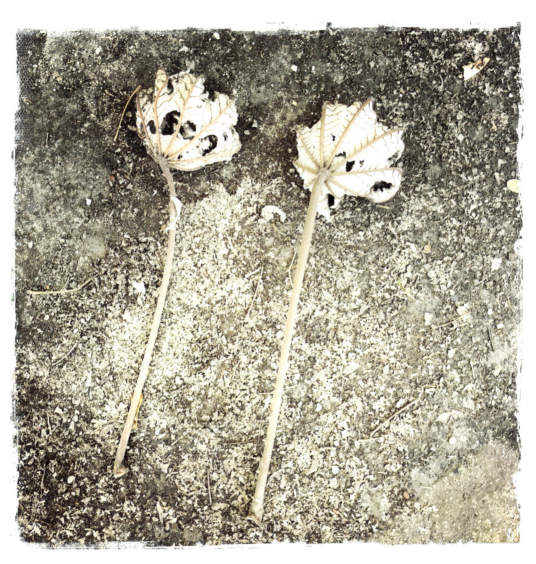

自分の考えではなく、目に映るものを捨てておく者は、なんと愚かなことか。目に映るものではなく、自分の考えを捨てておく者は、なんと賢いことか。

──黄檗希運（禅僧）

仏教の理とは、「ただ見る」ことである。それがすべてなのだ。

スティーブ・ハーゲン
（ダーマフィールド禅センター創設者）

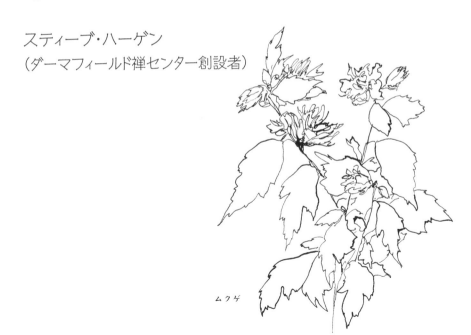
ムクゲ

エクササイズ 9

ものの呼び名を使わずに
表現してみる

サクラ。青空。本―ものにはすべて、なんらかの呼び名がついています。会話をする時に、ものの呼び名がなければ不便ですよね。でも、呼び名があるために、その一つひとつの個性に目を向けなくなってしまうのです。たとえば、「庭にバラが咲いた」と聞けば、みなさんの多くは、自分のイメージの中の「一般的なバラ」を思い浮かべるだけです。そのバラの色、大きさや形、雨粒が光る花びら一枚一枚の美しさに、思いを巡らせることなどないでしょう。そして、それを逐一説明することは、会話では非効率であると考えるかもしれません。単に「バラ」と言えば事足りるのですから。

　ここでひとつ、おもしろいエクササイズをやってみましょう。このエクササイズによって、見たものを言語で表現する力を磨くことができます。ものの呼び名を一切使わずに、会話をしてみてください。「鉛筆をとってくれない？」「庭の草むしりをするから手伝って」のような日常の会話で、「鉛筆」「庭」「草」などを使わずに、みなさんはどう表現しますか？創造力を発揮して、表現方法を考えてみましょう。会話の相手は、あなたが意図したものとは違うことをイメージするかもしれません（うまく伝わらなくて、イライラするかもしれません…）。いずれにせよ、このエクササイズを通して、見たものを表現するみなさんの能力は、より豊かになることでしょう。

→

エクササイズ9／ものの呼び名を使わずに表現してみる

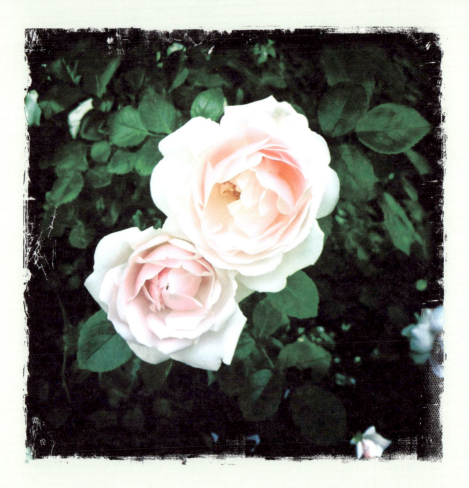

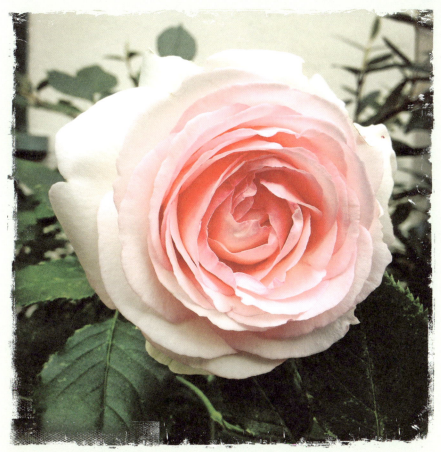

「バラ」という名前で呼んでしまうと、より豊かに見ることを味わえない。「トゲのある花」と表現したら、あなたは何を思い浮かべるだろう？

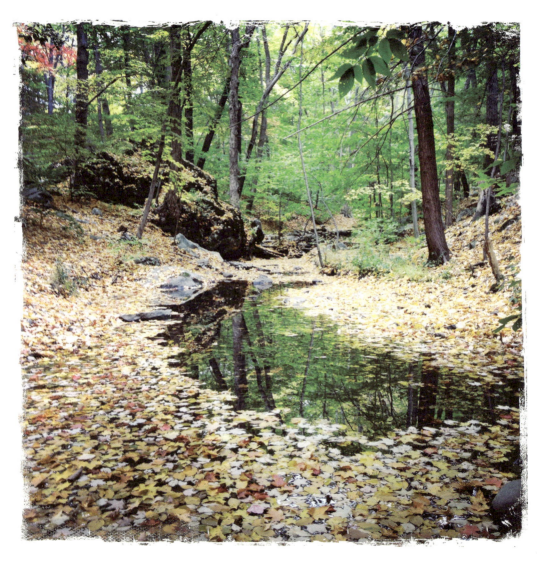

あなたがプールの水とガンジス川の水をいかなる区別もしないなら、あなたが完全なる知識を持ち合わせているということだ。

——ラーマクリシュナ（脚本家）

世界は神聖な場所なのよ。私たち人間も神聖だし、すべての生命が神聖なもの。日々の祈りは、砕け散る波、草のさざめく音、葉の揺らめきに捧げられるのよ。

—テリー・テンペスト・ウィリアムズ(作家)

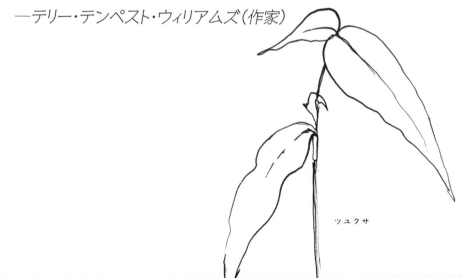

ツユクサ

生命は神秘的で、奇跡的なまでに美しい。しかし、「奇跡」という言葉はあまりに安易に使われ、その価値を失ってしまった。私たちは本来、たくさんの奇跡に囲まれて生きている。公園のツグミ、運河を漂うアヒル、飛びかうカモメたち。しかし見渡せば、ハイウェイを走る車、干拓地にある機械式の掘削機、大きな建物の数々ばかりが目に入る。時間をかけて心穏やかに観察すれば、誰もが奇跡に気づいて驚くとともに、自分自身の存在のちっぽけさを感じるだろう。

—ヤンウィレム・ヴァン・デ・ウェテリンク（小説家）

エクササイズ 10

窓越しの風景を
一枚の絵に見立てる

窓の役割は、室内に光を採り入れることだけだと思っていませんか。窓は、外の世界を眺める楽しみも与えてくれるのです。窓のフレームを額縁に見立てて、外の景色を一枚の絵のように眺めてみましょう。これはフレーミングと呼ばれる方法で、見ることに楽しさが生まれます。また、一枚の絵に見立てた窓に視点を合わせるので、私たちの目がキョロキョロとあちこちを見てしまうことを防いでくれます。これによって、集中力を研ぎ澄ますことにもつながります。

　詩人のエミリー・ディキンソンは、長いこと隠遁生活を送っていました。彼女は自宅の窓越しから、外の世界をよく眺めていたそうです。彼女はまた、窓から見える世界を通して、詩の創作へのインスピレーションを得ていました。窓は、無機質で味気ないものでは決してないのです。

　みなさんが今度、窓の前を通りかかったら、ぜひ立ち止まってみてください。そしてしばらくの間、窓の前に座ってみませんか。好みの窓を見つけておくのも良いですね。もしくは、お気に入りのカフェで、窓際の席に座っても良いでしょう。そして、目の前にある「一枚の絵」に注意を向け、瞑想をしてみましょう。窓のフレームは、みなさんが窓越しの景色を一枚の絵に見立てる手助けとなり、心地よく瞑想することができますよ。そして、瞑想から目覚める用意ができたら席を立ち、窓のフレーム越しではなく、自分自身の目で実際に見に行ってみましょう。

→

エクササイズ 10 / 窓越しの風景を一枚の絵に見立てる

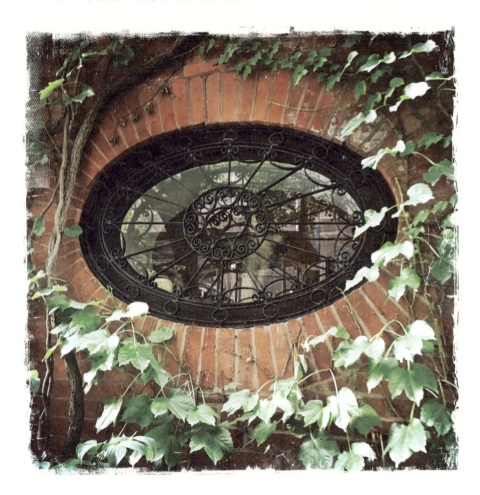

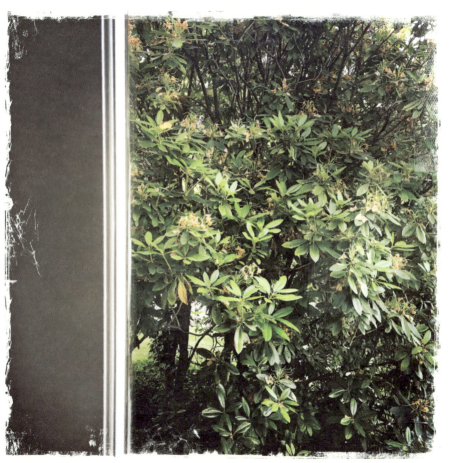

窓のフレームを額縁に見立ててみる。一枚の絵のように見えてこないだろうか。

なぜ人は、奇跡を大げさに捉えるのだろうか?私は奇跡しか知らないのに…。
私にとっては、昼夜問わずすべての時間が奇跡であり、どんなわずかな空間にも奇跡が存在しているのだ。

――ウォルト・ホイットマン（詩人）

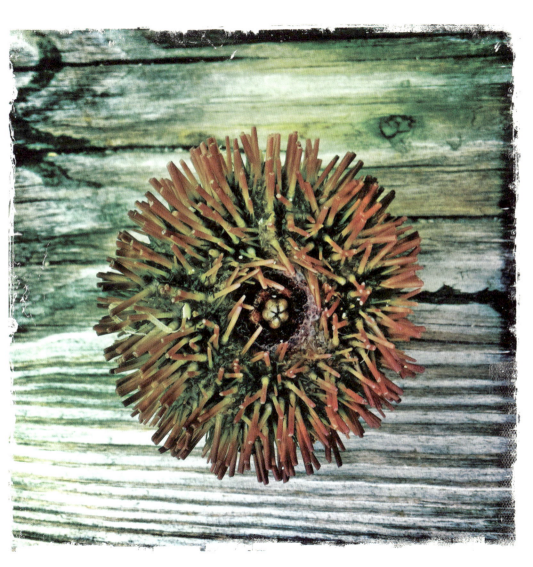

エクササイズ 11

見るための心の準備を
しておく

みなさんは、キノコ狩りをしたことがありますか。キノコを見つけるのは簡単ではありません。でも、集中してキノコを探していると、まさにたった今、ひょっこりと顔を出したかのように（もちろん、実際にそんなことはないのですが）、キノコが突然視界に飛び込んでくることがあります。キノコに意識を傾けて探していたからこそ、キノコは見つかるのです。大切なことは、見るための準備をしておくことなのです。そして、最初のキノコに気づきさえすれば、他のキノコもすぐに見つかることでしょう。

　しっかりと目で見る準備を整え、心を開いておきましょう。今度、木々が林立する場所に行ったら、キノコをぜひ探してみてください。キノコをひとつ見つけたら、２つ、３つ、そしてもっとたくさんのキノコ探しに挑戦してみてください。きっと、探せば探すほど、よりたやすく見つけられるようになっていきますよ。

　キノコ探しをする場所がない場合には、街中で、硬貨やレジのレシートを探してみましょう。森の中に群生するキノコのようには、たくさんの硬貨が路上に落ちていることはないかもしれません。それでも、今まで経験したことのない数多くの素晴らしい物事に、みなさんはきっと気がつくことでしょう。

→

エクササイズ11／見るための心の準備をしておく

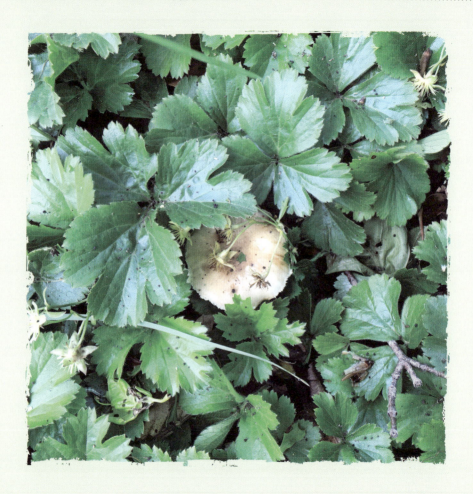

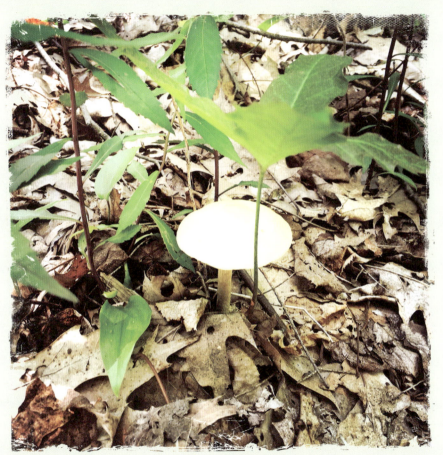
キノコをひとつ見つけたら、スイッチが入ったかのようにキノコ探しを止められなくなる。

私は人生において、美しくないものなど一度も見たことがない。

—ジョン・コンスタブル(画家)

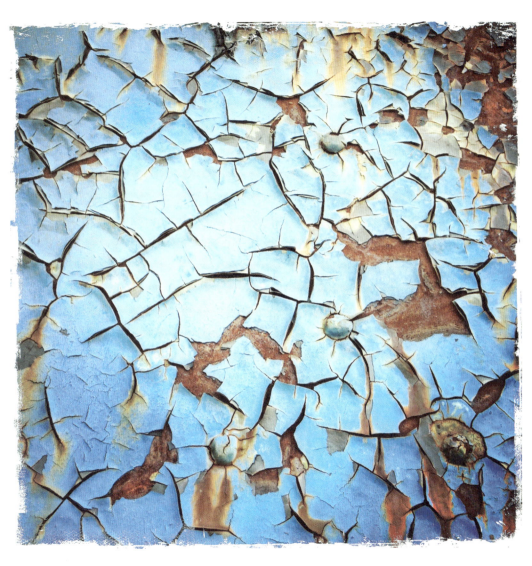

エクササイズ12

影が織りなす世界を味わう

影は、なんと興味深いものでしょう。影は、なんらかの実体があって、はじめて存在するものです。でも、スケッチや写真と比べて、実物とは異なっていることもあります。一本の木を思い浮かべてみてください。画家によって描かれたスケッチや、カメラマンが撮影した写真は、その木を正確に映し出しているかもしれません。でも、影は木の一部分だけを投影しているに過ぎないのです。そしてまた、影は、太陽の角度によって「見え方が変わる」ことだってあります（月によって影が作られる場合もあります。もしみなさんが幸運なら、新雪の積もった夜の影を見てください。心が震えるほど美しいですよ）。

　影を楽しむ時間を作ってみませんか。日中なら、至るところに影は存在しています。色やディテールが取り除かれたモノクロの影は、みなさんが見ているものの本質を見せてくれるでしょう。

　ただの影と思っていたものが、急に新鮮に見えてきませんか。

→

エクササイズ12 / 影が織りなす世界を味わう

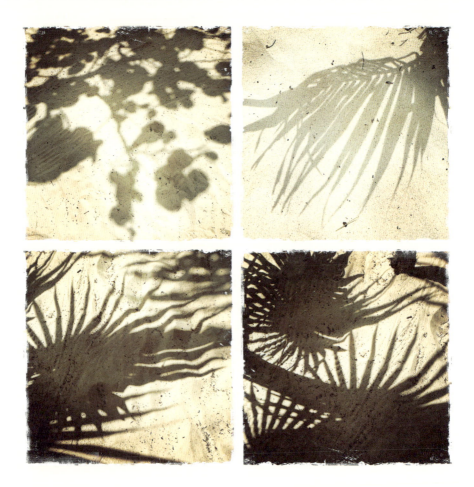

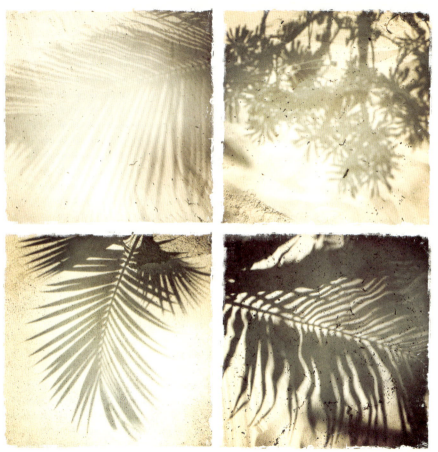

影に注意を向けると、実物を見ていた時とは異なり、そのあるがままの姿を見ることができる。

頭での思考を止め、ただ目だけを使えたら良いのに。

―パブロ・ピカソ（画家）

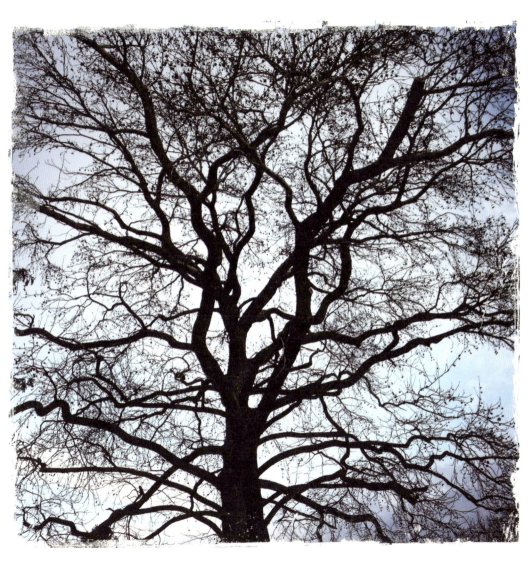

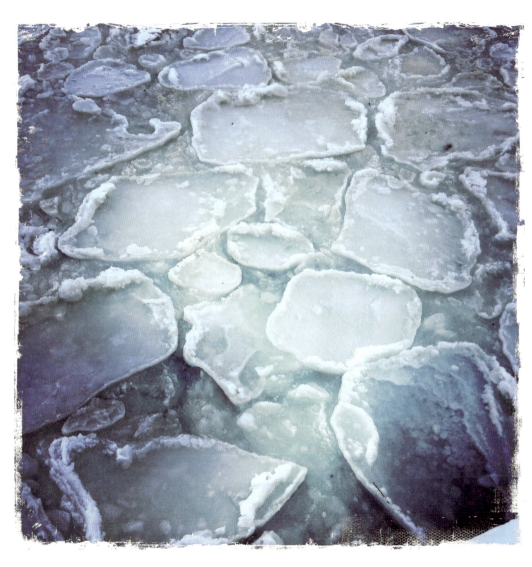

感覚を根気よく研ぎ澄ましていけば、世界は摩訶不思議なもので満ちあふれていることに気づく。

―ウィリアム・バトラー・イェイツ（詩人）

エクササイズ 13

あるがままの自分を観察する

最近、SNSなどで数多くの自撮り写真を見かけますね。でもみなさんは、自分の本当の姿をどのくらい理解していますか？他の人に良く見えるように写した自分ではなく、偽りのない自分の姿を。レンブラントやゴッホ、ピカソといった画家たちは、偽りのない自分を描く方法を探求し、多くの自画像を残しました。禅師の白隠慧鶴も、力強い水墨画でありのままの自画像を描くことに心を砕いていました。

　さて、みなさんは、自分の両目の形、鼻孔の大きさ、額の幅や口の形を、ありのままに描くことができるでしょうか？これまでの人生で、誰でも自分の顔を見たことがあると思います。でも今一度、顔をしっかりと見てみましょう。写真ではなく、鏡の前に座り、時間をかけて自分の顔をじっくりと見てください。自意識によって自分を偽り、より良く見せようとしないでください。あなた以外、誰も見ていませんから。見栄をはる必要なんてないのです。これは、自分自身をありのままに見て、真に理解するための時間なのです。

→

エクササイズ 13 / あるがままの自分を観察する

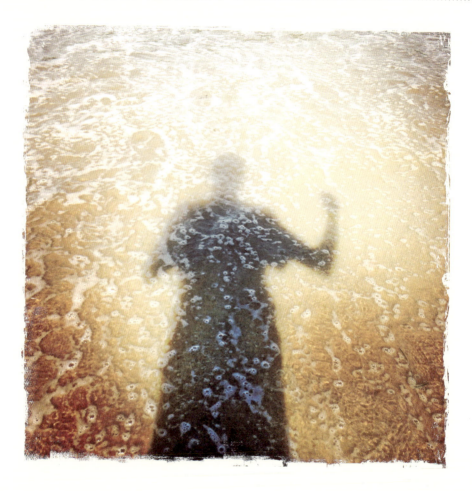

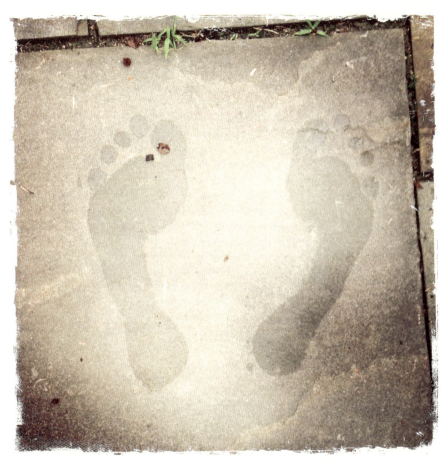

体の一部分を集中して観察してみよう。その時、鏡の前でゆっくり時間をかけること。また、海岸に映る自分の影を撮ってみよう。

長い時間をかけて物事を見ることは、あなたを成熟させ、より深い理解をもたらしてくれる。

―フィンセント・ファン・ゴッホ（画家）

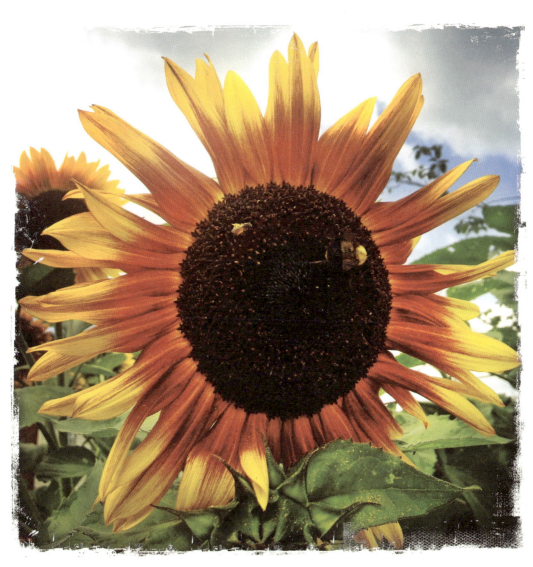

雑念に邪魔されることなく、目から心へと通じる道がある。

―ギルバート・ケイス・チェスタートン（作家）

唯一なすべきことは、見ることだ。

―オーギュスト・ロダン（彫刻家）

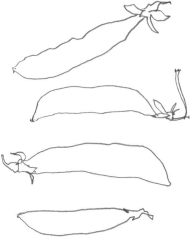

スナップエンドウ

エクササイズ 14

目を閉じて撮影してみる

カメラやスマートフォンを使って写真を撮影する時、人はいつも自分の審美眼を働かせています。みなさんも、他人の興味をそそる風景やものとして写るように、ベストな撮影方法を考えるのではないでしょうか。カメラは、まるで私たちの第2の目のようでもあります。でも、カメラはあくまでカメラ。私たちの本当の目ではありません。写真の見栄えを気にするのではなく、ありのままにあなたの目に映るものを撮影してみませんか。

　さあ、カメラを持って出かけましょう。そして、撮影ポイントを定めずに、ただシャッターを切るのです。腕を思いきり伸ばしたところでカメラを構え、目を閉じたら体の向きを変えて、そこで撮影をしてみてください。何度も何度でもやってみましょう。審美眼によって歪められていない、ありのままにあなたの目に映るであろうものや場所が、そこには写っているはずです。この時はじめて、カメラはあなたにとってピュアな目となるのです。そして、それらの写真をじっくり味わいましょう。カメラが「見た」ものは何でしたか？審美眼に邪魔されて、あなたが見落としてきたものは何でしたか？

→

エクササイズ 14 / 目を閉じて撮影してみる

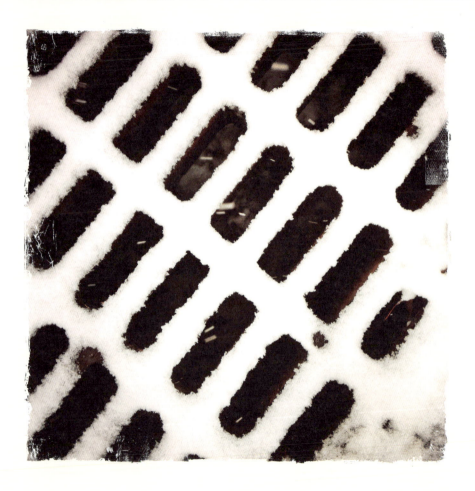

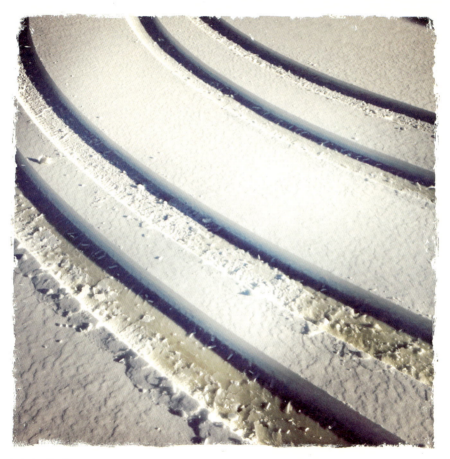

あなたが見落としてきたに違いない美しい世界を、カメラは見せてくれる。そして、自分自身の目でそれを見たくなるだろう。

価値の評価は、私たちの大切な能力を台無しにする。つまりそれは、好奇心と感受性が損なわれるということだ。

——ジョン・ケージ（作曲家）

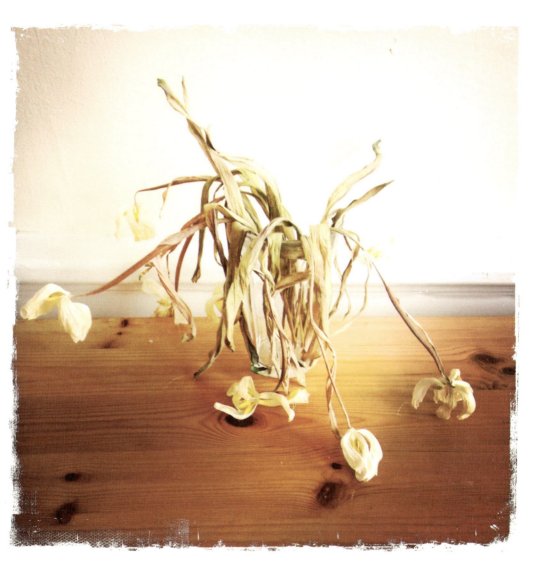

エクササイズ 15

空を見上げてみる

子どもの頃、何かの形や顔に似た雲を見つけて、ワクワクしたことがありませんか？流れ星を夢中になって探した夜のことを、覚えていますか？新たな気持ちで、同じことをまたやってみませんか。まず、適した場所を探しましょう。広々とした空が頭上に広がる、柔らかな芝生が敷きつめられた場所などがオススメです。日中は、雲を観察してみましょう。親しみのある形が、何かしら見つかると思いますよ。注意を向けて、しっかりと探してみてください。うまく見つけられるようになったらさらにステップアップして、雲を雲としてありのままに受けとめたり、フワフワとした雲の可愛らしさそのものを、単純に楽しんでくださいね。

　そして夜になったら、流れ星を探すことに注意を傾けてみましょう。どこか一箇所をじっと見ていては、流れ星は見つかりません。そうではなくて、少し広い空間に、ざっと目を配っておくことが大切なのです。目の片隅で光った流れ星を、見失ってしまうこともあるかもしれません。でもその時は、宇宙の永遠と無限について考えてみるのも、また一興ではないでしょうか。もし運が良ければ、流れ星に焦点がピタリとあって、わずかに光る奇跡を見ることができるかもしれません。

→

エクササイズ 15 / 空を見上げてみる

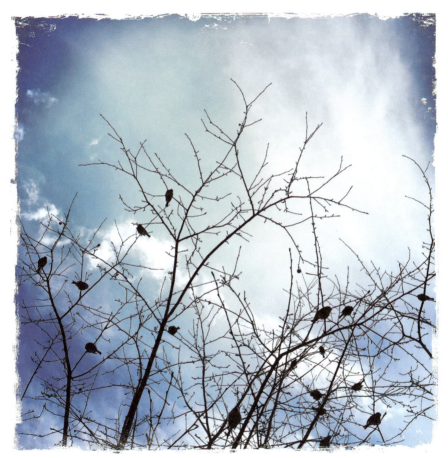

見渡す限りの景色を見ていると、この世界がどう変化していくかに気づく。そして想像してみよう。月や首を傾げている鳥たちを。

自然─それこそが、唯一の師である。

─レンブラント・ファン・レイン（画家）

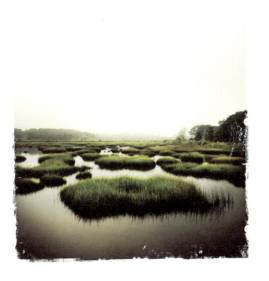
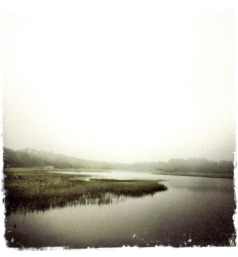
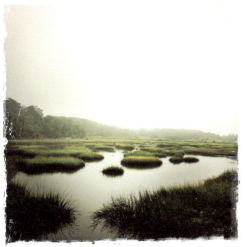
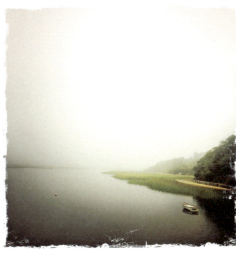

見ること以外に、私たちが必要とするものなど大した価値はない。

—ロレンス・ダレル（小説家）

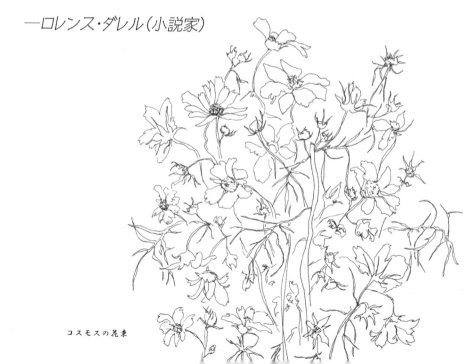

コスモスの花束

もし今夜、失明すると私たちが知っているなら、憧憬の眼差しで、最後にしっかりと見るだろう。すべての草の葉、あらゆる雲の形、細かな塵の一つひとつ、虹や雨粒…何もかもすべてを。

―ペマ・チョドロン（修道女）

エクササイズ 16

価値判断をせずに見る

「美しさ」とは何でしょうか。私たちは様々なものを、美しいか、美しくないかで評価しています。そして、一般的に美しいと考えられているものにばかり、目を向けてしまいがちです。美しいものだけを高く評価することに、私たちは囚われているのではないでしょうか。みなさんは、枯れかけている花を美しいと思いますか？もしみなさんが、一般的な美しさの基準で評価をせずに見ているなら、答えはきっとイエスでしょう。

　一般的に美しくないと見なされるものや、ありきたりのものに、目を向ける価値が十分にあることを知ってほしいのです。そして、なんの評価もせずに、すべてのものが美しいということを理解することが大切なのです。

→

エクササイズ 16 / 価値判断をせずに見る

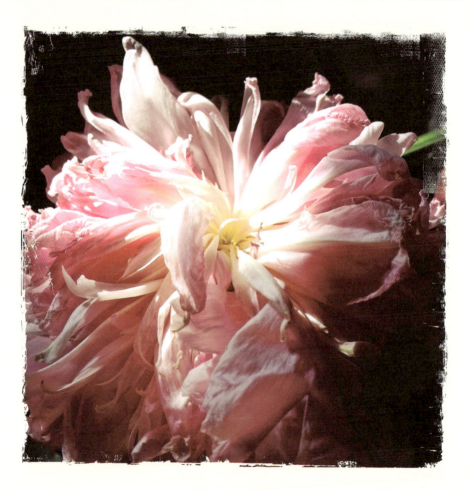

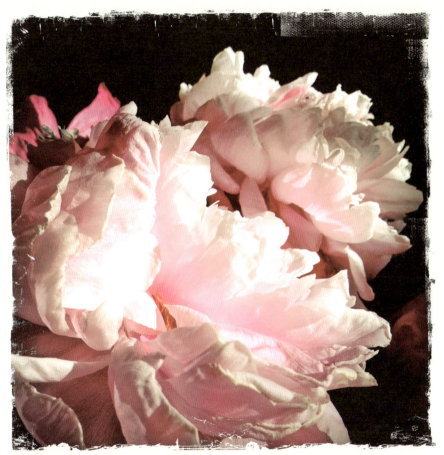

「全盛期を過ぎた」花々を捨ててしまわずに、そこにある新たな豊かさを味わう。(私たちも含めて) 衰えゆくものは、少しも美しさを失っていないのだから。

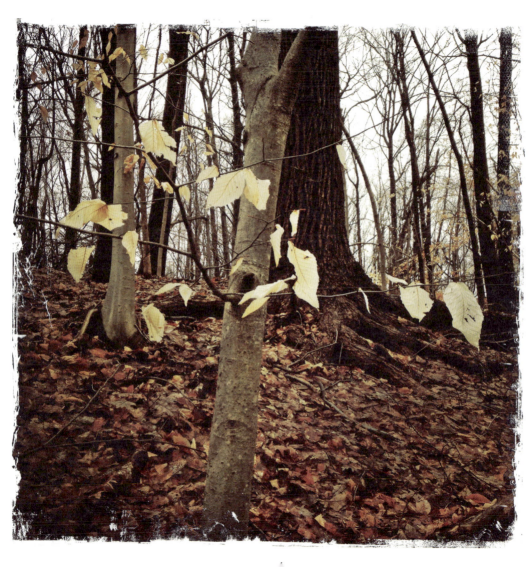

見ることとは、見ているものの名前を忘れることなのだ。

―ポール・ヴァレリー（詩人）

エクササイズ 17

スケッチブックを持って
散歩に出かける

もし、みなさんが絵を描くことが好きならば、スケッチブックを持って散歩に出かけましょう。必要なものはペンか鉛筆、そしてスケッチブックだけです。スケッチブックの代わりに、ノートブックでも良いでしょう。ゆっくりと時間をかけて散歩し、数分おきに立ち止まっては、目に映ったものをスケッチしていきます。あとは、これを繰り返していくだけです。最初は、ページいっぱいに書き込む必要はありませんよ。また、上手に描こうとする必要もありません。ただ、散歩の記録をつけていくような、軽い気持ちで良いのです。慣れてきたら、どんどん描きためていきましょう。そして、このスケッチを楽しむ散歩の時間を、増やしていってくださいね。

→

エクササイズ 17 / スケッチブックを持って散歩に出かける

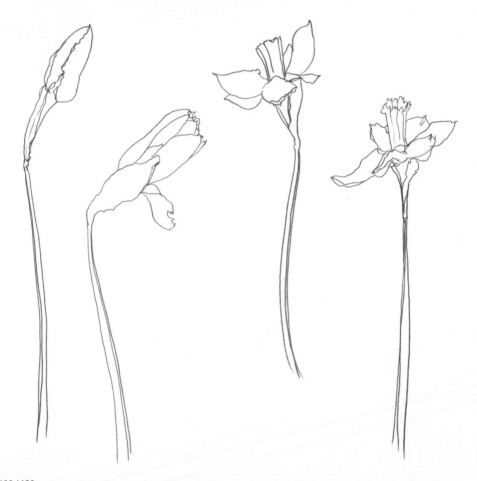

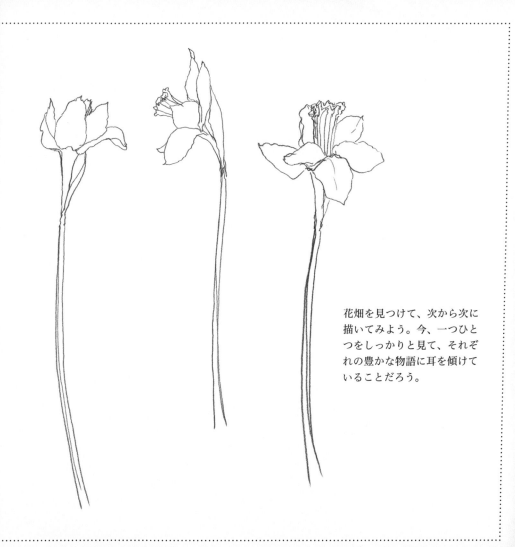

花畑を見つけて、次から次に描いてみよう。今、一つひとつをしっかりと見て、それぞれの豊かな物語に耳を傾けていることだろう。

言うまでもなく、この世界で一番美しいものは、世界そのものである。

―ウォーレス・スティーブンス（詩人）

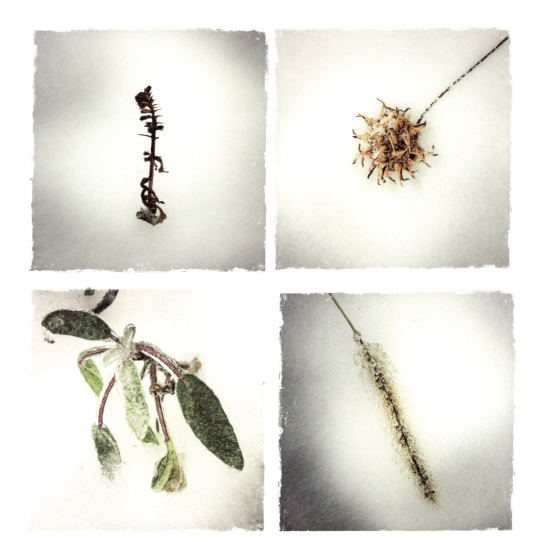

誰も花を見てなどいない。正確に言えば、私たちは時間に追われ、花を見るために時間をわずかしかかけない。しかし、友人と過ごすことに時間を費やすように、見ることにも時間は必要なのだ。

—ジョージア・オキーフ
　（芸術家）

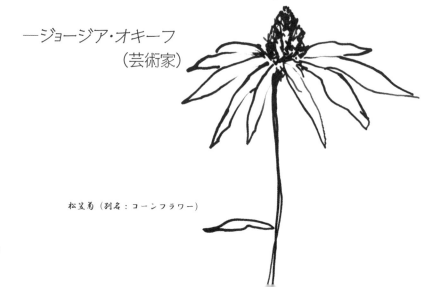

松笠菊（別名：コーンフラワー）

どこにでもある平凡なもの。それを私たちは、見ることができるではないか。つまりそれは、目には見えない魂と同じくらい尊いということだ。

—ロバート・アーウィン（アートハンドラー）

エクササイズ 18

足元に目を向ける

動物の中で、人間だけが直立歩行をしています。だからこそ、その他すべての生き物が地面を見て気がついているものを、私たちは見落としているのではないでしょうか。都市部で育った子どもたちは、森林の中の地面を「床」と呼ぶことがあるそうです。みなさんは、家の中の床に、さして注意を向けることはないと思います。これと同じように、私たちは普段歩いている地面に、気を留めることなどほとんどないのです。

　でも、私たちの足元には、本当に素晴らしい世界が広がっているのです。それを見て、感じてほしいのです。曲がりくねった木の根っこ。まだ霜で覆われた地面から、ひょっこりと顔をのぞかせる小さなユキノハナ。切り紙絵のような落ち葉の数々。都市部の歩道にさえ、美しい模様が織りなされていることに、きっと気がつくことでしょう。

→

エクササイズ 18 / 足元に目を向ける

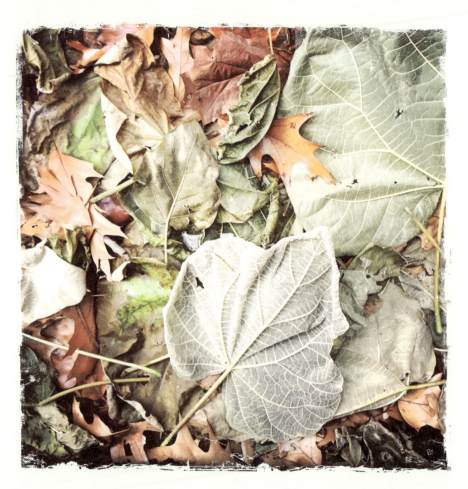

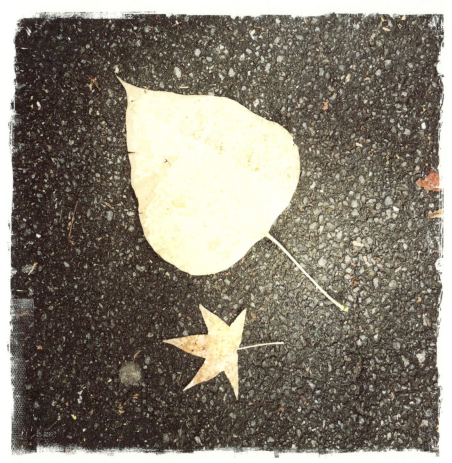

視点を変え、黄金色の葉っぱで覆われている街路を楽しもう。

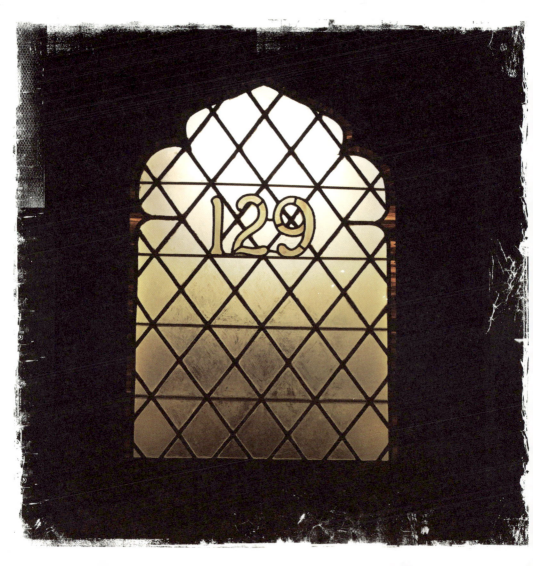

あなたが何者であろうと、夕方には散歩に出かけよう。部屋にこもっていたら、何も知ることはできない。あなたが何者であろうと、家にいるのは、この世を旅立つ最後の日だけで良いのだから。

―ライナー・マリア・リルケ（詩人）

子どもの澄んだ目は、様々な考えや意見、先入観、理屈によってすぐに曇ってしまう。自由だったはずの存在は、自我の重たい鎧で覆われてしまう。何年も後に、神秘に対するみなぎるような感覚が引き出されるまで、生まれ持った本来の素質が立ち現れることはない。そしてある日、太陽が松の樹々の間をぬって輝き、楽園の記憶のような美しさと未知の痛みの瞬間に心が射抜かれる。次の日...私たちは探求者になるのだ。

—ピーター・マシーセン（小説家）

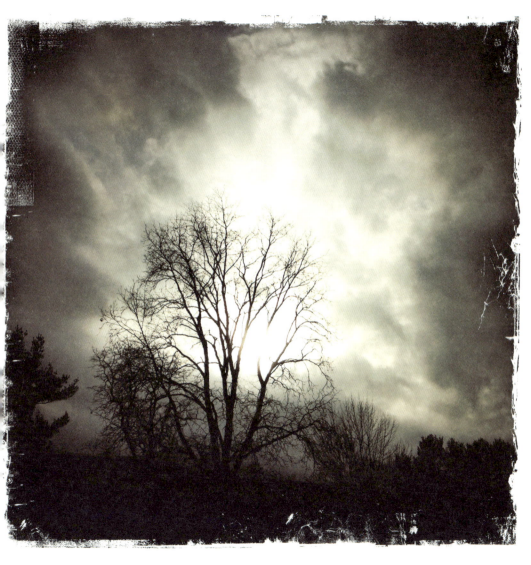

エクササイズ 19

光による彩りの変化を楽しむ

「ルール・ブルー (l'heure bleu)」─フランス語で「青い時間」を意味するこの言葉は、夕暮れ前の黄昏に空が染まる時間帯のことです。それは、夜が始まる直前の、青い光に彩られた曖昧な時間です。この光が織りなす美しい景色を、みなさんも見たことがあるのではないでしょうか。光は、様々な景色の表情を変えていきます。夜明けの薄暗い光によって、落ち着いた色合いを醸し出す街並み。太陽の光の木漏れ日がさしこみ、きらめきが変化する森の中の湿地。頭上で光る蛍光灯のように、光はものを良く見えるようにするだけではないのです。キャンドルの揺らめく炎のように、光はすべてのものを美しく見せてくれるのです。

　色、形、模様といった視覚的なもの以上に、光は見ているものに対する私たちの感じ方に影響を与えます。好きな場所を一箇所決めて、何度でも足を運んでみましょう。異なる時間帯や、異なる天気の時を選ぶと良いですね。さて、光はあなたの見え方をどのように変えるでしょうか？徐々に明るくなっていく空を見るために、早起きしてみませんか。夕暮れ時の田舎道を、満月がきらめく夜空の下を、散歩しませんか。いつも、私たちは違った光の下で生きているのです。光を当たり前のものだと思わずに、目を向けてみてください。時間や天気で変化する光の違いに注意を払うと、みなさんが見ているものの「今、この瞬間」に、より深く心を傾けることができるでしょう。そして何よりも、光を見ることは楽しみに満ちています。今夜、わずかなキャンドルの灯りだけで、夕食を楽しんでみてください。きっと、すべてが変化しますから。

→

エクササイズ 19 / 光による彩りの変化を楽しむ

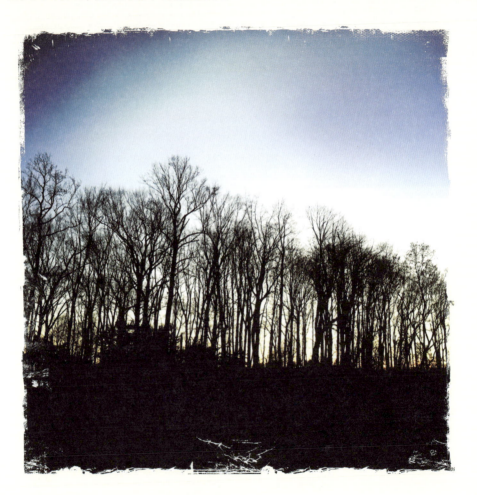

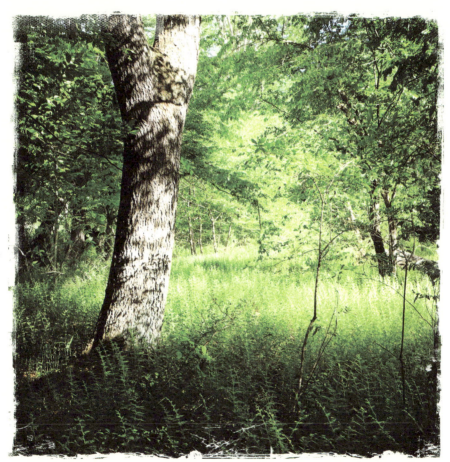

光は珠玉の物語を紡いでいる。ただ光だけを見るのではなく、そこにある物語を見て感じているだろうか？

探すのではない。そこにあるものを、立ち止まって、見よ。

―和尚/ バグワン・シュリ・ラジニーシ（宗教家）

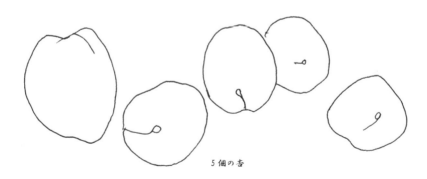

5個の杏

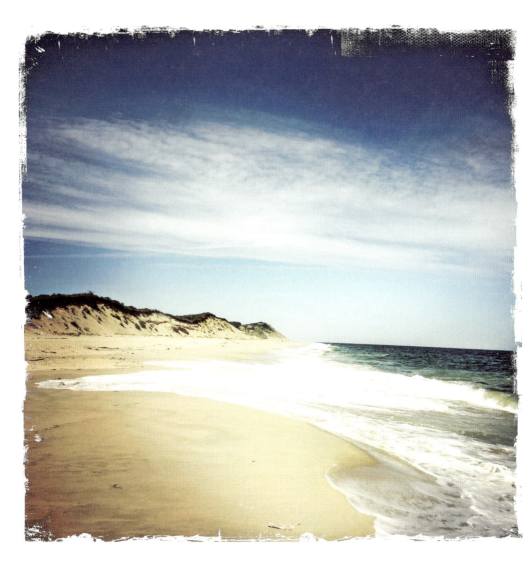

探すことをやめて世界を見れば、世界は
なんと美しかったことか...シンプルに、
清らかな心で、ただ見ただけなのに。

―ヘルマン・ヘッセ（作家）

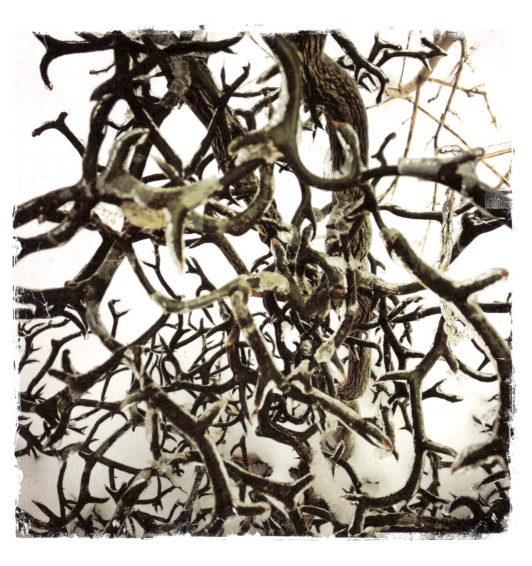

ほとんど目を向けられることのない、小さきものたちの世界がある。多くの子どもたちは、自分自身も小さく、そして私たち大人と比べて地面に近いので、その小さく目立たないものたちに気がつき、楽しむことができる...私たち大人が忙しさにかまけて、全体ではなく一部分しか見ないために見逃してしまう美しさを、子どもたちはその小さきものたちといとも簡単に共有しているのだ。

—レイチェル・カーソン（生物学者）

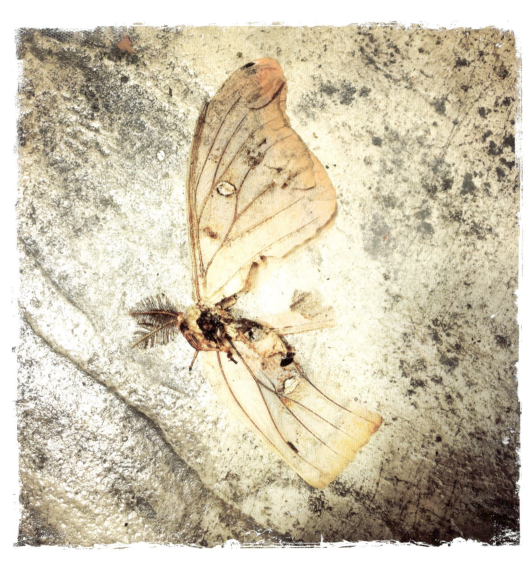

エクササイズ 20

「今、この瞬間」に
目に映るものを楽しむ

みなさんは子どもの頃、「なぜなに坊や」と言われたことがありますか？見るものに何でも関心を示して、「これは何？」「どうして？」と質問をたくさんしたことはありませんか？

　子どもたちに、見る方法を教える必要などないのです。ある程度の年齢になるまで、子どもたちの世界への興味関心は、尽きることがありません。子どもたちは、「今、この瞬間」に目に映るものに興味を掻き立てられ、好奇心を抱いているのですから。子どもの頃のように、今見ているものに意識を向け、その中にある不思議や楽しさを感じてみましょう。

→

エクササイズ 20 /「今、この瞬間」に目に映るものを楽しむ

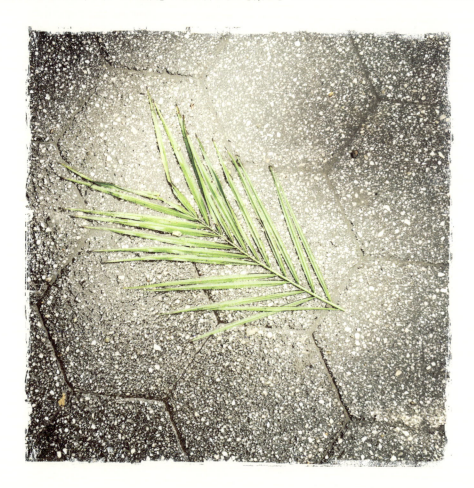

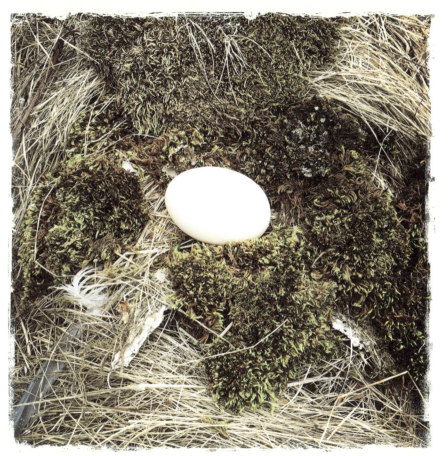

放置された鳥の卵と折れた葉っぱの茎。子どもたちは、大人が見向きもしないものに関心を抱く。それらに注意を向けることの価値に気づかされる。

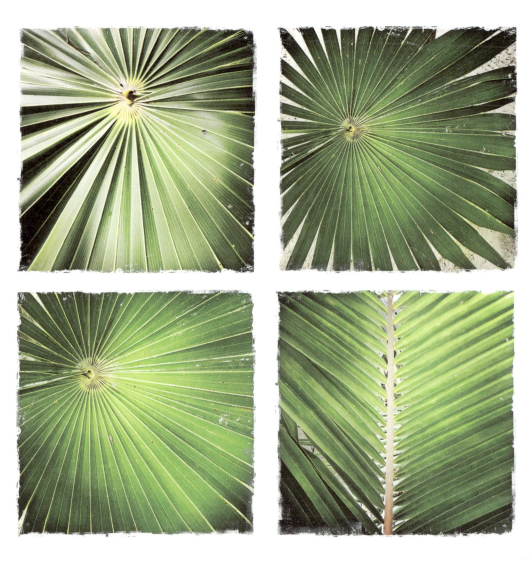

芸術家は、まるではじめて目にするかのように、すべてのことを見なければならない。子どもの頃と同じように、人生を見なければならない。創作の最初のステップは、あるがままにすべてを見ることである。そしてそれは、絶え間ない努力を必要とするものだ。

―アンリ・マティス（芸術家）

エクササイズ 21

「背景」にある景色を見る

デッサンやデザイン画などの背景にあたる部分は、「ネガティブ・スペース」と呼ばれます。手を広げて、空に向けてかざしてみてください。指と指の隙間、腕の外側の空間が、ネガティブ・スペースになるのです。ネガティブ・スペースは、ものの輪郭をくっきりと浮かび上がらせてくれます。でも、ネガティブ・スペースに目を向ける人はほとんどいないでしょう。私たちの目は、いつも対象物を中心に見ており、背景に焦点をあわせることはありません。たとえば、みなさんはドーナツを見ても、ドーナツの穴など見ないのではないでしょうか？でも、ドーナツは、穴があるからこそドーナツなのです。

　ネガティブ・スペースはただの背景なので、名前はありません。ものがあるところに、必ず背景は存在しています。ネガティブ・スペースに目を向けると、今までとは世界の見え方がきっと変わることでしょう。

エクササイズ 21 /「背景」にある景色を見る

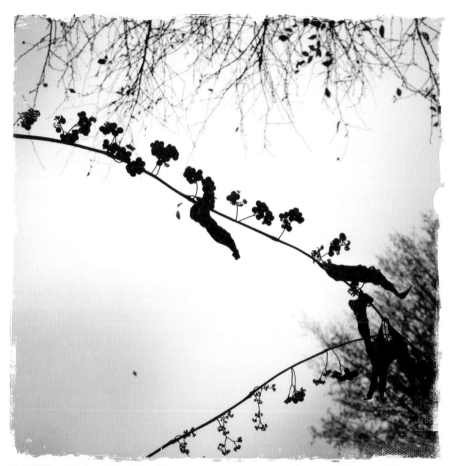

枝の背景にある空も含めて見て楽しむ。

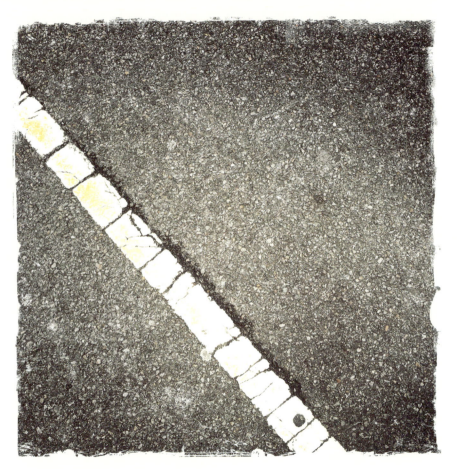

道路と白線。両方に注意を向けてみよう。

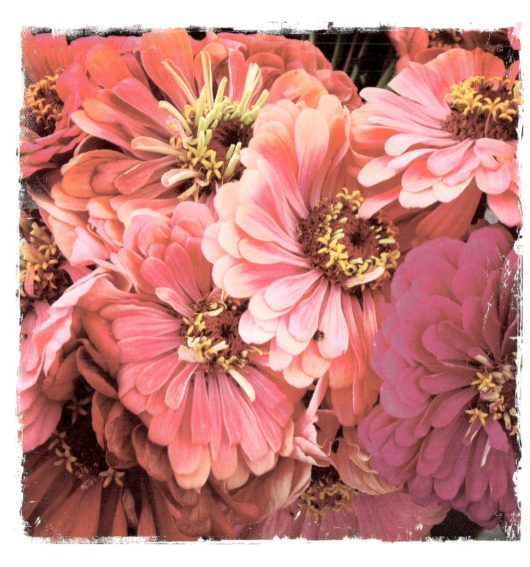

美しく、一点の曇りもなく、素晴らしいすべてのものが、私たちの目を潤す。

—ルーミー（詩人）

人間の魂がこの世でなすべき最も尊いことは、何かを見たら、その見たものを分かりやすく伝えることである…はっきりと見ることは、詩、天啓、そして信仰が、一体化したものである。

—ジョン・ラスキン（評論家）

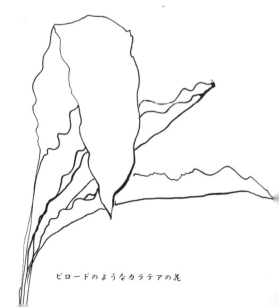

ビロードのようなカラテアの花

目を開いてしっかりと見よう。それこそが、あなたの目をさらに磨き上げる方法なのだ。じっと見つめ、探索しよう。耳を傾けたり、澄ましたりしよう。死ぬまでにいろいろなことを知ろうじゃないか。人生は、そう長くはないのだから。

――ウォーカー・エバンス（写真家）

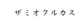

ザミオクルカス

エクササイズ 22

見ているものを表現する
「新しい言葉」を考える

みなさんの目の前に、一個のリンゴが置かれています。さて、みなさんはこの「リンゴ」の特徴を、どのように表現しますか。「リンゴは赤い」といった具合に、簡単な言葉や慣れ親しんだフレーズで終わらせていませんか。もしそうなら、みなさんは「今、この瞬間」に見ている特定のリンゴの個性を、無視してしまっているのです。

　時間をかけてじっくりと、そのリンゴ（花、木、ネコ、貝殻などでも良いです）を観察してみましょう。そして、「今、この瞬間」に見ているその特定のリンゴを説明する言葉を、7つ考えてみてください。3つから4つは思い浮かぶと思います。でも、そこからが難しくなりますよ。ぜひ、最後までやり遂げてみてくださいね。言葉、視覚、考えなど、どんな新しい言葉を発見するでしょうか？

→

エクササイズ 22 / 見ているものを表現する「新しい言葉」を考える

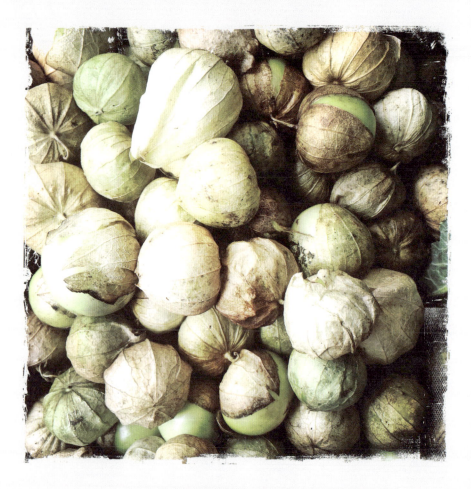

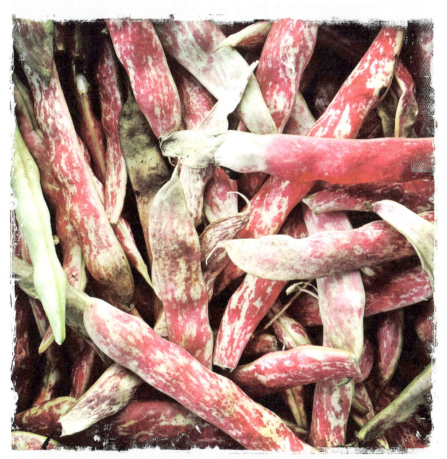

丸い。外側の皮。淡い緑色...長い。ピンク色。さや。複数の豆...これらの簡単な言葉の次に、どんな言葉を紡ごうか？

ものの大小に関係なく、この世に存在するすべてのものが興味深い。

—ヘンリー・デイヴィッド・ソロー（作家）

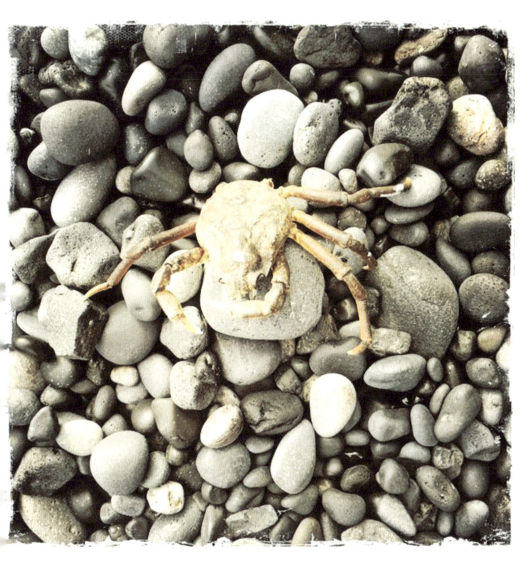

エクササイズ 23

雨の日に散歩をする

雨の日に、家にこもっているなんてもったいないですよ。明るく日が照るうららかな日も良いですが、太陽の光があたるものの色合いは、実際の色より白っぽく見えてしまうことがあります。でも雨の日には、本来の色が引き立ったり、変わったりする楽しさがあります。雨そのものが、大気などに含まれる不純物を取り除き、印象派の絵のような風景を創り出すこともあります。反射する水や湿った空気。明るい灰色の空。それらが、みなさんが見ているものの色の鮮やかさや深さ、ディテールをどのように浮かび上がらせるか、味わってみましょう。

　次に雨が降ったら、レインブーツを履いて散歩に出かけてみませんか。

→

エクササイズ 23 / 雨の日に散歩をする

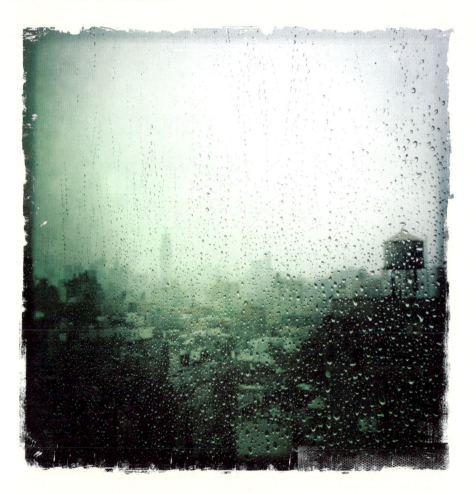

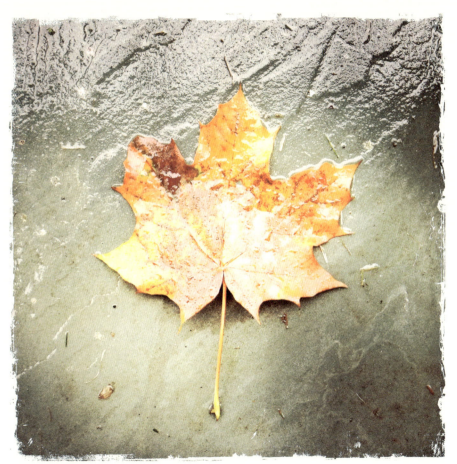

絵画のような美しさ。雨がものの見え方を変えてしまう。

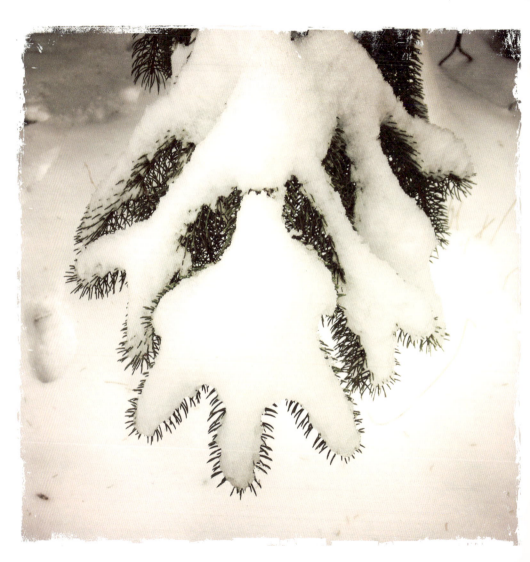

英知の揺るぎない本質は、日常の中にある奇跡を見ることだ。

―ラルフ・ワルド・エマーソン（哲学者）

エクササイズ 24

すべてのものの
「かけがえのなさ」を知る

「こんなにも　かけがえの　ないものなのだ」——これは、詩人のウィリアム・カーロス・ウィリアムズの『赤い手押し車』の冒頭の一節です。そして、この詩では、野晒しにされた赤い手押し車の下で、白いにわとりがまるで雨宿りでもしているかのような情景が描かれていきます。雨に濡れる白いにわとりにとって、赤い手押し車はなんと「かけがえのないもの」なのでしょう。

　今度、外に出かけたら、シンプルな物（たとえば、落ちている枝、割れたカップの破片など）を探して、それがいかに「かけがえのないもの」なのかを考えてみてください。もし何か閃いたら、詩を作ってみても良いですね。それらのものが、なぜ「かけがえのないもの」なのかに思いを巡らせてみませんか。

→

エクササイズ 24 / すべてのものの「かけがえのなさ」を知る

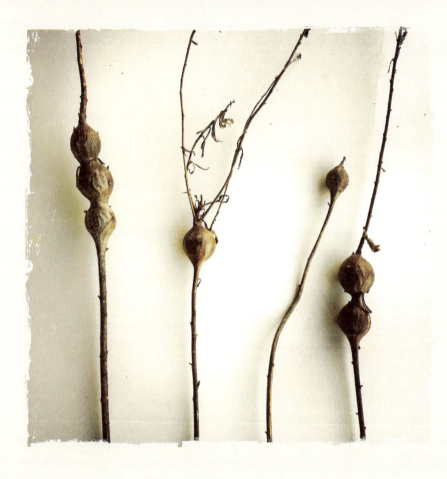

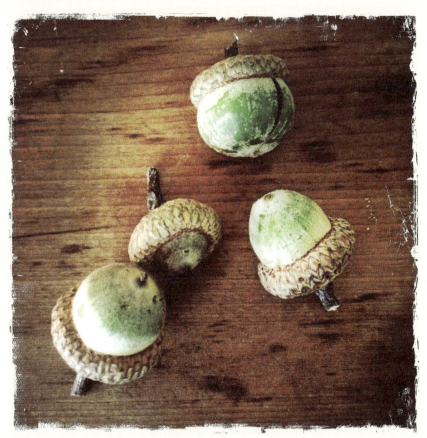

アキノキリンソウやどんぐりでさえも、かけがえのない存在なのだ。

水の上や薄い大気の中のいずれを歩くことも、本当の奇跡ではない。本当の奇跡とは、この地球を歩いていくことなのだ!

—ティク・ナット・ハン(*禅僧*)

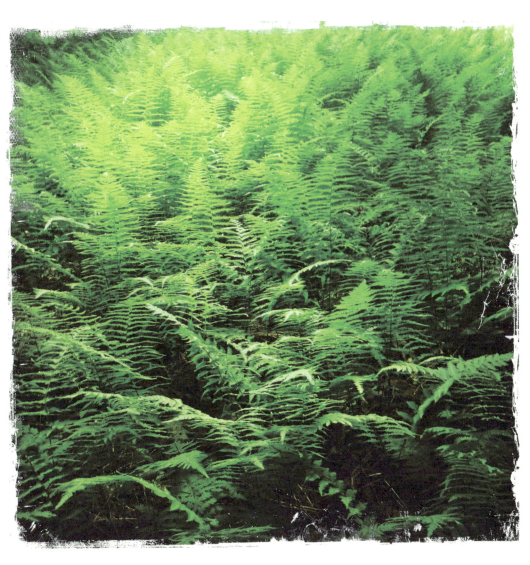

すべての瞬間が、絶対的で、躍動感にあふれ、価値のあるものなのだ。カエルがピョンと飛ぶ瞬間。コオロギが唄う瞬間。ハスの葉の上で露の玉がきらめく瞬間。そよ風が松の枝を通り抜ける瞬間。そして、サラサラ流れる小川を月の光が照らし出す瞬間。

―鈴木大拙（仏教学者）

ドライフラワーにしたムラサキバレンギク

鳥たちを見るためには、静寂の一部になることが必要だ。

―ロバート・リンド（エッセイスト）

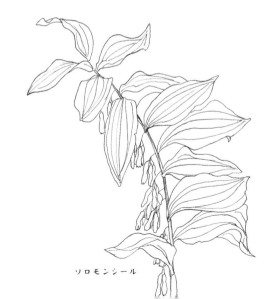

ソロモンシール

エクササイズ 25

同じ場所で
何度も何度でも見る

生物学者のデイビッド・G・ハスケルによって書かれた『ミクロの森』。この本は、一読の価値がありますよ。彼は学生たちにそれぞれフラフープを持たせて、森に連れ出します。学生たちは一人ずつ、森の地面の一箇所にそのフラフープを置きます。そして1学期の間、そのフラフープの円の中が彼らの勉強する場所になるのです。

　みなさんも、どこか小さな場所を決めて、何度も何度でも見に行きませんか？庭の片隅。池のほとりや小川の入江。市街地から離れた森の中。みなさんが見たものを記録し、そして1週間後にまた戻ってみましょう。さて、何か新しいものを発見できましたか？

→

エクササイズ 25 / 同じ場所で何度も何度でも見る

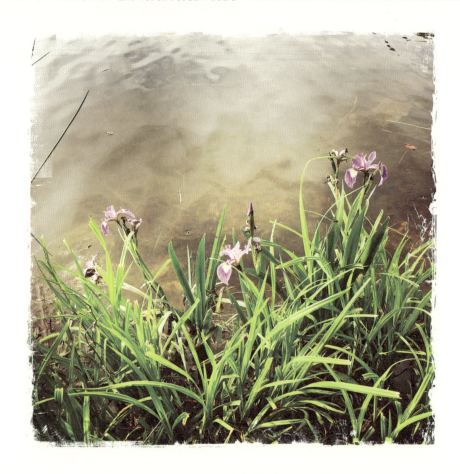

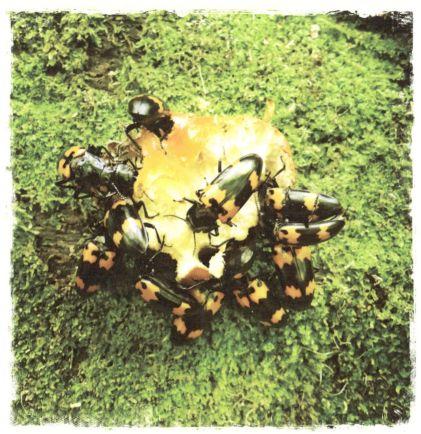

ある日、池のほとりに戻ってみると、野生のアヤメが咲いているのを発見したり、昨日はそこになかったキノコを、甲虫がムシャムシャと食べているのを見つけることがある。さて、明日は何があるのだろう？

新鮮な1本のニンジンが、劇的に変化する日が来るだろう。

―ポール・セザンヌ（画家）

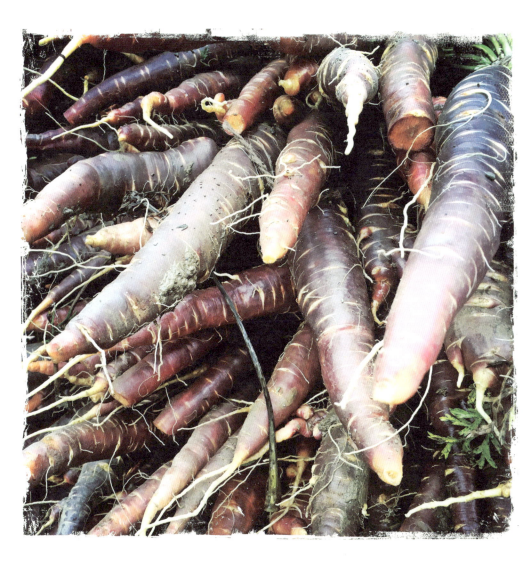

エクササイズ 26

自分の意思を手放す

日々、同じような毎日が繰り返され、未知なるものと出会うことはなかなかありません。みなさんが知りつくした場所で、あらためて思いがけない出会いをしたことなどあるでしょうか。たとえば、いつもランチタイムを過ごす公園や、日課のジョギングを行う河川敷のような場所で。自分が慣れ親しんだ場所では、未知なるものを発見することはほとんどないと思うのです。

　逆に、見知らぬ外国へ行くと、感覚が刺激され、見るものすべてにワクワクした経験がありませんか。だからこそ、旅には不思議な魅力があるのかもしれませんね。これと同じ経験をするために、見知らぬ誰かの後をついて行ってみましょう。このとき、自分の意思ではないものに従って進んでいくことになります。つまり、決定権はみなさんの手を離れているということです。そして、いつもの習慣とは違う行動をするので、みなさんの目はあらゆることに注意を払っていることでしょう。

→

エクササイズ 26 / 自分の意思を手放す

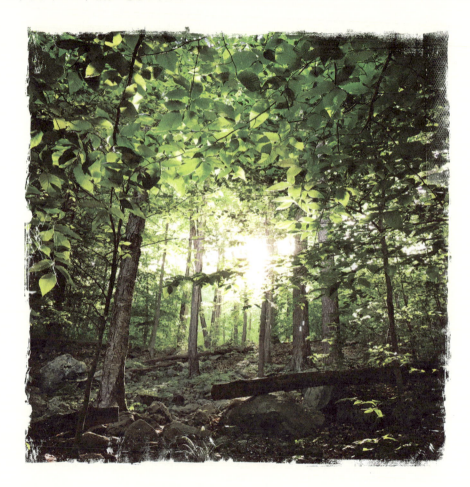

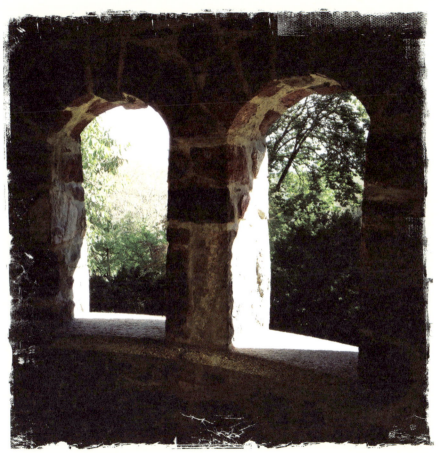

まるでジャメヴ（未視感）のようだ。以前ここに来たことがあるはずなのに、すべてが新しく感じられる。

真ん丸な夏の月が、空に浮かんでいた。今、この瞬間において、それこそがこの世で最も重要な事実であった。

―ウィラ・キャザー（作家）

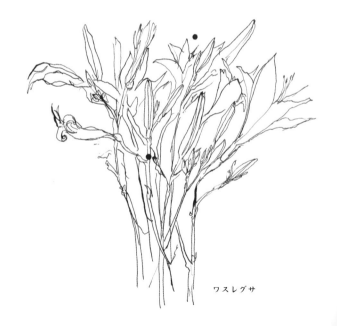

ワスレグサ

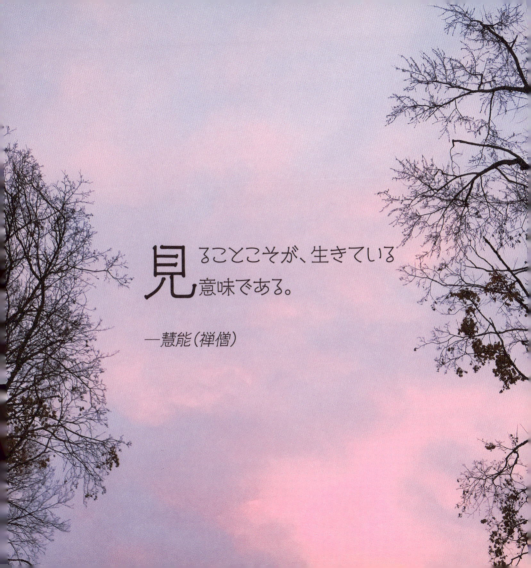

見ることこそが、生きている意味である。

――慧能(禅僧)

美しいデザインと多大な協力をしてくださったジャネット・ヴィカリオに、深く感謝致します。メアリー・エレン・オニールには、助言をいただくとともに、絶え間ない励ましをいただきました。また、スージー・ボロティンにも多くのご支援をいただきました。この場を借りて、お礼申し上げます。

<著者>

デヴィッド・シラー *(DAVID SCHILLER)*

　ニューヨーク在住の作家・写真家。1994年に発売された"The Little Zen Companion (Workman Publishing Company)"が、全米で50万部を超えるベストセラーとなる。詩や歌、禅の格言などを用いた日めくりカレンダーもほぼ毎年度発行。これまでの書籍とカレンダーの売り上げは、200万部を超える人気作家。
詳細はdavidschiller.com.

<訳者>

内田 若希 *(WAKAKI UCHIDA)*

　九州大学大学院人間環境学研究院・講師、博士（心理学）。

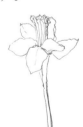

『見るマインドフルネス』の日本語版に寄せて

　アドラー心理学を 1/3 世紀に渡ってお伝えしているヒューマン・ギルドの代表者の岩井俊憲です。訳者の内田若希さんとのご縁で『見るマインドフルネス』の 3 つの特徴と訳者の内田さんのことについてお伝えします。

＊『見るマインドフルネス』の 3 つの特徴

　『見るマインドフルネス』を読みながら、私がいつしか呼吸が穏やかになり、五感が研ぎ澄まされていることを感じていました。まさに「今、ここ」の主人公のマインドフルネスの状態になっていたのです。

　コンパクトな言葉にまとめられた 26 のエクササイズ、作家・芸術家・俳優・宗教家などの著名人の言葉、エクササイズにマッチした写真が、まずは視覚を通じてこころに染み込み、そこから呼吸と共に五感が喜んでいる感じを覚えました。

　この本は第 1 に、感覚を豊かにしてくれる本です。

　私の体内の細胞の一つひとつから体全体、そして巨大な風船のように関わりのある人たちから街も村も包み込み、どんどん広がりながら宇宙全体に感覚が広がっていくようでした。写真の葉、実、花、木だけでなく貝や石も風景も、みんな私とひとつに溶け合っていくのです。

　この本は第 2 に、自然界に存在するみんなが仲間であることを気づかせてくれる本です。

　私は読み急ぐことを断念しました。もったいなかったのです。座禅の間に挟まれるゆったりした呼吸と動作による歩行の「経行（きんひん）」と同じように、感覚を研ぎ澄ましながら読んでいる自分を発見しました。

　この本は第 3 に、立ち止まることの大切さを教えてくれる本です。

　以上の 3 つの特徴に加えて、本全体を通じて驚いたことがありました。この本が翻訳書であることを忘れてしまっていた私がいたのです。翻訳書には

文章に少々違和感を覚えるのが常なのに、まるで著者のデヴィッド・シラーが磨き抜かれた日本語で書いたかのよう錯覚してしまうのでした。別の表現を用いると、訳者であるはずの内田若希さんがご自分で書いた本のように感性豊かに表現してくれたのです。

＊訳者の内田若希さんについて

　訳者の内田若希さんを私の立場からご紹介します。 内田さんは博士号（心理学）を取得されており、現在は九州大学大学院人間環境研究院の講師をされています。『自己の可能性を拓く心理学―パラアスリートのライフストーリー』（金子書房、2017）などの著者としても知られ、長らくパラアスリートの支援に関わってこられています。

　私とのご縁は拙著『勇気づけの心理学 増補・改訂版』を読んだことがきっかけで、福岡から東京の神楽坂にある私のオフィスに何十度も足を運んでアドラー心理学を学んでいらっしゃいます。その中で確実に、内田さんのご専門分野にアドラー心理学の思想（共同体感覚）と理論がバックボーンとして根づいています。

　このように紹介すると、内田さんがアカデミックの世界を生きる理性の人のような印象を受けるでしょうが、実はそれだけではありません。

　内田さんが自然に恵まれた栃木県の北部に生まれ育ち、子どもの頃から他者との関わりの中で培ってきた深い共感力とその共感力に基づく行動を知る私には、パラアスリートの支援体験と相まって、内田さんが限りなく感性の豊かな人であることを知っています。だからこそ、著者と一体化しながらこの本を翻訳したことがご理解いただけるのではないでしょうか。

　この『見るマインドフルネス』が私を魅了したように、多くの人に届き、感性をより豊かにし、「今、ここ」の主人公として生きる寄る辺の本になれば幸いです。

2018 年 4 月

岩井 俊憲
（ヒューマン・ギルド代表）

訳者あとがき

「最後に空を見上げたのは、いつだっただろう」

　病室のベッドに横たわり、傍の大きな窓から空を眺めながら（ついでに言えば点滴につながれながら）、そんなことを思いました。

　幼い頃から、空を見るのが好きでした。苦しいときや悲しいとき、悩んだときや迷ったとき、いつも空を見上げました。ただボーッと空を見上げていることもあったし、風に流され形を変えていく雲を見るのも好きでした。黄昏時には、刻々と空の色が変わるあの一瞬に日々の尊さを感じ、雪の日には傘もささずに空を見上げ、舞い降りる雪が織りなす景色に世界の美しさを感じました。そして、いつもそっと心が癒され、また新しい一歩を踏み出すエネルギーに満たされてきました。

　でもいつからか、日々の忙しさの中で、空を見上げる時間が失われていったように思います。元来、ワーカホリックな私は、移動中の飛行機の中でもパソコンを開き、友人と飲んで帰ったあとですらパソコンに向かい、画面とにらめっこばかりしていました。

「あー、倒れそう…。いや、むしろ倒れてしまいたい…」

　出張から疲れ果てて帰宅し、そのまま玄関先の床に倒れこんだ夜、そんなことが頭をよぎりました。その重たい体を引きずって、翌日にはまた出張へ。いつも心身ともに張りつめていたように思います。

　そんなわけで、最終的には救急車で運ばれ緊急入院。言うなれば、すべてが強制終了したのでした（当時、ご心配・ご迷惑をおかけしたみなさま、本当にごめんなさい…）。そして期せずして、私は大好きだった空を見上げて過ごすこととなったのです。

　入院して数日後、歩くことすらままならなかった私を、家族が車いすに乗せて病院の庭先に連れ出してくれました。そのときに見た空と樹々の美しさを、私はきっと一生忘れないでしょう。身体の不健康さとは反対に、私の心

は穏やかさを取り戻していったのです。

　それから半年後、この書籍と出会いました。出張先のアメリカで立ち寄った小さな街の小さなブックストアに、この本は静かに並んでいました。表紙の美しい空の写真に惹きつけられ、そして内容を見て、子どもの頃から私がしてきた「見て感じる」ことが、こんなにも心を満たすエネルギーで溢れていたことを知ったのです。大げさかもしれませんが、入院をしたあの日々があったからこそ、私は見て感じることを取り戻し、この本と巡りあえたのではないかとさえ思うのです。

　だからどうしても、この本を翻訳したいと思わずにはいられませんでした。単独翻訳は人生で初めてのことで不安もありましたが、私が信頼する人の「自分の気に入ったものを形にできるなんてしあわせなことだよ。壮大な大人の遊びじゃない？」という言葉に背中を押されました。

　そんな（勝手な）個人的な想い入れで生まれたこの本をお手にとってくださり、本当にありがとうございます。お気に入りのエクササイズは見つかったでしょうか？通勤・通学やお散歩の合間に、もしくは毎朝起きてカーテンを開けたときに、ほんの少しだけ、空の色や季節の移ろいに目を向けてみてください。みなさんの毎日が、もっともっと彩り豊かになっていくことを願っています。

　本書の発刊にあたり、暖かいお言葉を寄せていただいたアドラー心理学の専門家・岩井俊憲先生（ヒューマン・ギルド代表）に、心よりお礼申し上げます。先生の勇気づけの言葉が、いつも私の視界をクリアにしてくださります。また、発刊に向けてご尽力くださったミライカナイの津川晋一さんにも、この場を借りてお礼申し上げます。そして最後に、いつも私に寄り添い、空を見上げる時間をともに過ごしてくれる大切な人に、なによりの敬意と感謝を。

内田 若希

見るマインドフルネス〈人生を変える26のエクササイズ〉
see your way to mindfulness: Ideas and Inspiration to Open Your I

2018年6月15日　第1刷発行
著　者　デヴィッド・シラー
訳　者　内田 若希
発行者　津川 晋一
発行・発売　（株）ミライカナイ

〒104-0054 東京都中央区勝どき 1-1-1-A1302
URL：http://miraikanai.com/
Mail：info@miraikanai.com
TEL：050-3823-2956　FAX：050-3737-3375

印刷・製本　シナノ書籍印刷（株）

検印廃止

Japanese translation copyright © 2018 Wakaki Uchida
Printed in Japan

万一落丁・乱丁がある場合は弊社までご連絡ください。送料弊社負担にてお取り替え致します。
本書の一部あるいは全部を無断で複写複製することは、法律で認められた場合を除き、著作権の侵害となります。
定価、ISBN はカバーに表示してあります。